I0072492

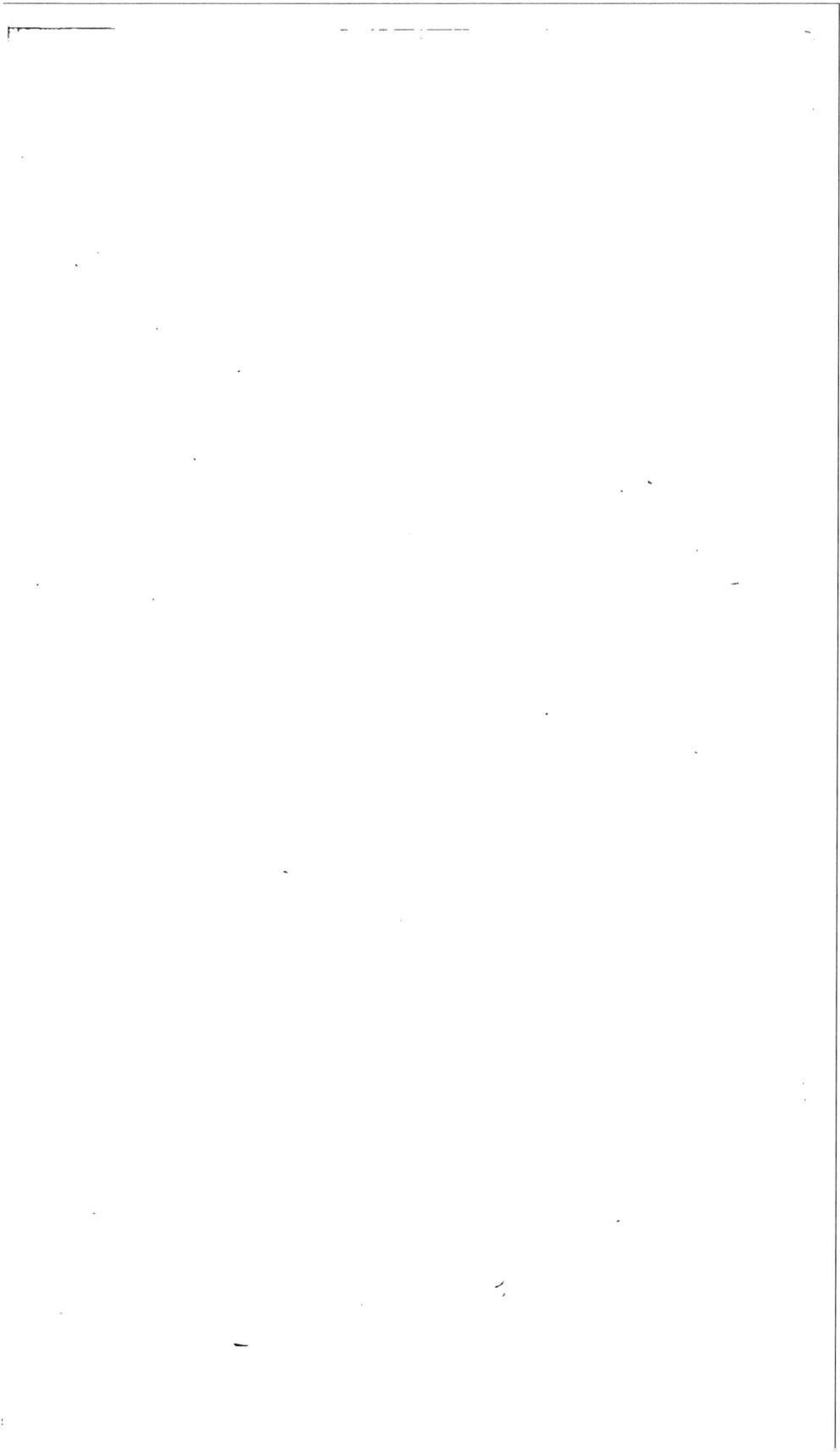

PAU

—

ÉTUDE

DE

MÉTÉOROLOGIE MÉDICALE

AU POINT DE VUE DES

MALADIES DES VOIES RESPIRATOIRES

PAR

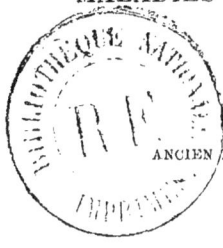

LE Dʳ R. LAHILLONNE

ANCIEN ÉLÈVE DE L'ÉCOLE POLYTECHNIQUE.

Age quod agis.

PARIS

GERMER-BAILLIÈRE, LIBRAIRE-ÉDITEUR

Rue de l'École-de-Médecine, 17.

LONDRES
Hippolyte BAILLIÈRE
219, Regent Street.

NEW-YORK
BAILLIÈRE BROTHERS
440, Broadway.

MADRID
C. BAILLY-BAILLIÈRE
Plaza del Principe Alphonzo, 10.

—

Novembre 1869.

STRASBOURG, TYPOGRAPHIE DE G. SILBERMANN.

ÉTUDE

DE

MÉTÉOROLOGIE MÉDICALE.

Age quod agis.

INTRODUCTION.

J'ai publié, il y deux ans, une notice médicale sur le climat de Pau, en la présentant comme un programme d'études climatologiques, renfermant les principaux desiderata auxquels il s'agissait de répondre.

M. le docteur A. Willemin, qui voulut bien s'occuper de cette notice dans la *Revue d'hydrologie médicale française et étrangère*, s'exprima en ces termes : « Le climat de Pau n'aurait pas acquis une aussi vaste renommée s'il n'offrait des avantages certains; il est évidemment favorable à un bon nombre de malades, sinon à tous; dans quelle mesure, dans quelles conditions, c'est ce que l'auteur nous apprendra, espérons-le, dans un prochain avenir. »

Une critique aussi bienveillante m'engageait naturellement à faire de nouvelles recherches, propres à élucider les questions que j'avais soulevées.

Le travail que je publie aujourd'hui est l'exposé de mes premiers efforts, et *surtout* de la méthode que j'ai imaginée pour arriver à une explication satisfaisante de l'influence du climat de Pau dans les maladies des voies respiratoires. Les hivers de 1867-1868, 1868-1869 m'ont fourni les éléments de ce premier travail.

Me dégageant des résultats acquis avant moi, sans en méconnaître toutefois le mérite et l'importance, je n'ai abordé qu'une partie du problème. Les documents que j'apporte pour cette solution, je me plais à le reconnaître, me paraîtraient insuffisants s'ils n'étaient soutenus par la *méthode d'observation*, que je crois bonne et propre à rapprocher de mes recherches celles qui pourront être faites plus tard.

Ma tâche ne se terminera donc pas ici. Je compte sur le travail à venir pour corriger les inexactitudes du travail présent. Ces inexactitudes constituent l'erreur relative de tout travail d'approximation, laquelle peut être atténuée à chaque nouvelle opération. Ces réserves m'assurent, j'en ai la confiance, la bienveillante indulgence de tous les observateurs.

Quelques mots encore avant d'entrer en matière, et pour indiquer le côté pratique de mon travail.

S'il est vrai que les jours se suivent et ne se ressemblent pas, on peut en dire autant des hivers. Chaque hiver a sa physionomie propre, et j'ajouterai, dans l'espèce, *son action curative propre.*

Mais cette action curative ne s'exerce pas d'une manière aveugle. Pour en éprouver les effets, le malade doit être dirigé par son médecin à travers *les périodes naturelles du temps*, dont chaque hiver se compose; périodes qu'il est possible de mettre en évidence, ainsi qu'on le verra plus loin.

L'expérience de chaque hiver montre que les accidents les plus graves du côté des voies respiratoires peuvent se présenter, même dans une station d'hiver, sur les malades imprudents ou sensibles à de légères variations du temps.

Or il n'est pas un climat qui échappe à ces variations. Pour nous, le rôle du médecin climatologiste consiste principalement dans la détermination exacte, dans la prévision, si elle est possible, de ces variations.

En effet, l'hygiène se compose de deux sortes de règles: les unes fixes, propres à un lieu déterminé; les autres, variables, dépendant de ces mêmes variations. Les premières sont du domaine commun, les secondes constituent la tâche variable du médecin.

En publiant ce mémoire, je me suis proposé de montrer que pour remplir cette tâche, l'observation des instruments météorologiques est indispensable.

Les procédés graphiques dont je me suis servi m'ont paru être d'un grand secours pour l'interprétation générale des phénomènes successifs de l'atmosphère. Il est d'ailleurs si facile, en tous lieux, d'employer la même représentation graphique, que ma méthode d'observation peut être soumise à un contrôle universel.

Pau, 15 octobre 1869.

PREMIÈRE PARTIE.

Observations météorologiques. — Représentations graphiques du temps et sa division en périodes et séries naturelles. — Considérations générales.

Pendant l'hiver de 1867-1868, me livrant à une observation suivie des phénomènes météorologiques au point de vue des maladies des voies respiratoires, je fus frappé de certaines coïncidences que je cherchai à utiliser dans ma pratique.

J'avais déjà remarqué que lorsqu'un de mes malades, un tuberculeux par exemple, me faisait appeler pour une aggravation survenue dans son état, j'étais obligé, dans la même journée ou les jours suivants, de me rendre auprès des autres malades tuberculeux compris dans ma clientèle.

Presque toujours les symptômes morbides qui s'offraient à mon observation étaient les mêmes chez tous les malades : tantôt une recrudescence du catarrhe, de la toux, tantôt une légère hémoptysie ou la présence de quelques stries sanguinolentes dans les crachats, ou bien des troubles digestifs sans rapport avec l'affection pulmonaire, ou bien encore des manifestations particulières du côté du système nerveux etc. Ces divers changements me semblèrent être indépendants des conditions diverses dans lesquelles les malades se trouvaient. Tous, quoique à des degrés différents, paraissaient être sous l'influence de causes générales atmosphériques, produisant en eux des effets analogues.

Ces modifications dans l'état de mes malades que j'avais groupés suivant le genre de maladies dont ils étaient affectés, paraissaient rester étrangères à la *constitution médicale* régnante. En un mot, je remarquai que les malades de la poitrine étaient toujours sous l'influence de la *constitution atmos-*

phérique, et échappaient en général à la constitution médicale régnante.

A cette époque, je consignai mes observations météorologiques sur un registre : elles comprenaient le poids de l'air, son humidité relative, sa température, l'état du ciel, l'heure, la durée de la pluie, du brouillard etc. J'ai été amené depuis à calculer, en même temps que je relevais la température ordinaire, la température du point de rosée, c'est-à-dire la température qu'il faudrait substituer à la température réelle pour que la vapeur d'eau contenue dans l'air à un moment donné se précipitât en brouillard. Il est clair que ces deux températures coïncident au moment d'un brouillard *intense*, ce qui est un phénomène fort rare à Pau.

Les chiffres qui exprimaient ainsi le résultat de mes observations journalières étaient loin de me donner une image, une représentation nette de la constitution atmosphérique, considérée même seulement dans les trois éléments que j'ai énumérés plus haut. Cette représentation, qu'il me semblait indispensable de posséder pour pouvoir embrasser dans leur ensemble les effets des variations des divers éléments de l'atmosphère, je songeai à la réaliser par des lignes graphiques.

Après de longs tâtonnements, j'arrivai à me servir de deux lignes, dont je déterminai les coordonnées, et leur origine, d'une manière empirique, ainsi que je l'expliquerai un peu plus loin, en faisant ressortir leur intérêt pratique.

L'une des deux lignes est le lieu géométrique des moyennes barométriques quotidiennes, l'autre est le lieu des moyennes quotidiennes de l'humidité relative. Leurs abcisses[1], proportionnelles au temps, sont égales; leurs ordonnées sont dans le rapport de un à deux, c'est-à-dire que l'unité d'ordonnée équi-

---

[1] Je rappellerai ici, pour ceux à qui ces notions ne sont pas familières, que l'*abcisse* d'un point d'une courbe est la distance *horizontale* de ce point au *point origine* de la courbe, et que son ordonnée est sa distance *verticale* à la même origine. Les *coordonnées* ne sont autre chose que les abcisses et les ordonnées.

vaut, *pour la première*, à un millimètre de variation dans la pression, tandis que, *pour la seconde*, elle correspond à deux unités dans la variation de l'humidité relative.

Elles présentent ceci de particulier, que si on prend pour les origines des coordonnées des nombres voisins de la pression annuelle et de l'humidité relative annuelle moyennes, les points d'intersection ou de contact des courbes correspondent en général aux jours de pluie [1] ou de brouillard.

Il serait intéressant de voir si, en adoptant partout ces mêmes origines pour les coordonnées du système, on retrouverait cette même particularité.

Ces origines sont naturelles, en ce sens que les moyennes ci-dessus sont à peu près constantes en chaque lieu.

En allant plus loin, on pourrait rechercher les relations qui doivent exister entre ces origines (voy. pl. V).

Cette représentation, malgré l'avantage qu'elle avait de me faire prévoir les changements notables du temps, suivant les allures des deux lignes, était loin de me satisfaire quant à la reproduction synoptique d'une période de jours semblables entre eux par l'ensemble des phénomènes météorologiques.

Cette difficulté me détermina à chercher un autre mode de représentation conduisant mieux au but que je m'étais proposé.

Je songeai alors à un système de deux courbes de même nature, représentant chacune d'elles une série de mesures thermométriques.

Si nous adoptons pour la première la *courbe de la température ordinaire*, et pour la seconde la *courbe du point de rosée*, la différence des ordonnées, c'est-à-dire la distance verticale qui sépare les deux lignes, indique le nombre de degrés dont la température ordinaire devrait s'abaisser pour qu'il y eût formation du brouillard. En d'autres termes, *la courbe du point de rosée* représente la ligne thermométrique du brouillard fictif,

[1] Je donnerai plus loin une application de ce graphique à la prévision des séries (voy. la septième période).

c'est-à-dire la ligne de toutes les températures qui, substituées aux températures ayant réellement existé, aurait produit sur Pau un brouillard continuel.

L'origine des ordonnées pour les deux courbes correspond à la température 0°; l'origine des abcisses, à l'origine du temps, c'est-à-dire à l'époque à partir de laquelle on a observé.

Cela posé, en examinant l'écart des deux courbes pendant un certain nombre de jours, on peut reconnaître jusqu'à quel point les conditions thermométriques et hygrométriques sont restées à peu près les mêmes; et, comme la courbe du point de rosée dépend de la pression barométrique, puisque le poids de l'air intervient dans la formation de la vapeur d'eau, l'étude de ce système m'a permis de constater l'existence *de périodes naturelles du temps*.

Pour construire ces courbes, il faut avoir un baromètre, un psychromètre d'August, des thermomètres à maxima et minima..., et se donner la peine de faire régulièrement les observations. Un quart d'heure est à peine nécessaire chaque jour. Il faudrait être bien absorbé par ses occupations pour ne pouvoir se livrer à ce petit travail, que facilitent du reste les tables numériques publiées par la *Société météorologique de France*[1]. Les calculs à faire sont du ressort de ce que la physique appliquée renferme de plus élémentaire.

Cela étant établi, si l'on jette les yeux sur la marche réciproque des deux courbes, on peut faire plusieurs remarques frappantes (voy. les pl. I, II, III, IV).

1° On reconnaît qu'il existe des *périodes* de durée variable, composées de *séries* de jours semblables entre eux. Ces séries sont elles-mêmes plus ou moins longues; la réunion de plusieurs séries, diversement nuancés entre elles, constitue les périodes naturelles, pendant lesquelles la marche réciproque des courbes peint à l'œil d'une manière saisissante le mode de variation des éléments atmosphériques.

[1] *Instructions météorologiques*, par M. E. Renou, secrétaire de la Société météorologique de France.

Les périodes naturelles sont de durée variable, et la loi de leur variation est encore inconnue. Peut-être ce mode de représentation continué pendant plusieurs années mettrait-il en lumière ce que des registres couverts de chiffres cachent encore aux yeux des observateurs. Je ne crois pas devoir insister sur ce premier résultat, mis en relief par les planches mêmes.

Par conséquent la semaine, la décade, le mois etc. n'ont aucun rapport *nécessaire* avec la période naturelle du temps et les moyennes de température, d'humidité relative, de pression etc. qui correspondent à ces divisions artificielles sont artificielles elles-mêmes. *Elles ne sauraient donc avoir aucun rapport avec les phénomènes naturels.* De telle sorte que, si l'on établit un rapprochement quelconque entre ces moyennes artificielles et les phénomènes morbides (qui sont des phénomènes naturels) observés en un lieu, pendant des temps correspondants, les conclusions risqueront d'être erronées, parce que ce n'est qu'accidentellement qu'il pourra y avoir coïncidence entre une période naturelle et une période artificielle.

2º Après avoir considéré la succession des périodes naturelles, on peut porter son attention sur chaque période prise isolément afin de mieux en étudier les caractères, qui sont déterminés par la succession des séries. Prenons un exemple. Dans la première période de l'hiver (1868-1869), du 1er au 18 octobre, on reconnaît que la première moitié a été plus sèche que la seconde, pendant laquelle les nuits et les matinées sont devenues plus humides. En effet, à partir du 10, les courbes se rapprochent pendant la nuit et s'emboîtent assez haut pendant une portion de la matinée.

Cette particularité, qui a son importance pratique au point de vue de l'hygiène du malade (s'il s'agit par exemple de régler ses heures de sortie, de promenade), ne suffirait pas pour établir deux périodes au lieu d'une, attendu que les dix-sept jours que nous avons groupés dans la première période se relient entre eux par d'autres caractères importants, tels que la régularité dans les sinuosités de la courbe de la température ordinaire, l'égalité quotidienne de l'écart des deux courbes pendant les heures hygiéniques de la journée, égalité qui indique que, pendant la durée de cette période, les malades ont trouvé à Pau, de dix heures à cinq heures, c'est-à-dire aux heures de la promenade, un air également tiède et humide etc.

Il y a donc lieu de distinguer dans cette période deux séries ; et cette distinction, ainsi que nous le verrons par la suite de cet exposé, est très-importante au point de vue de la marche des maladies pulmonaires.

Si les lois qui régissent les changements de période ainsi que les caractères mêmes de chaque période nous sont encore inconnues, il est possible, je crois, de déterminer, dans chaque période, le mode de variation des séries. Il serait cependant très-important, au point de vue clinique, de savoir à quel moment on entre dans une nouvelle période ; mais je ne puis encore donner aucune indication précise à cet égard. Toutefois, si l'on observe régulièrement les instruments, on se familiarise avec les allures des courbes et l'on acquiert assez promptement la faculté d'entrevoir un changement de période ; quant au changement de série, la prévision en est facile, ainsi que je vais l'expliquer.

On sait que la pression atmosphérique intervient indirectement dans notre système thermométrique par la courbe du point de rosée. Or, si l'on examine, dans les diverses périodes de l'hiver de 1868-1869, les mouvements des courbes thermométriques en les comparant à ceux de la courbe des pressions, on reconnaît que les changements de série coïncident avec les fortes oscillations de la colonne barométrique. Ainsi, par exemple, dans la première période (du 1er au 18 octobre), le baromètre monte progressivement, du 1er au 8, de 739 millimètres à 750mm,4, tandis qu'à partir du 9 jusqu'au 18, il oscille entre 735mm,8 et 748 millimètres. Du 8 au 9, *jour de passage* de la série sèche à la série humide, la pression diminue de 5mm,5.

A ce signe barométrique, si je puis m'exprimer ainsi, s'ajoute le signe *hygrométrique*. Ainsi le 8, l'humidité relative descend à un minimum égal à 65°; or l'expérience a montré qu'un degré élevé d'humidité relative succède très-rapidement à un minimum relatif de sécheresse.

Dans l'exemple que nous avons choisi, nous voyons intervenir le changement de pression et la variation de l'humidité comme signes précurseurs d'un changement de série. Mais les variations de la température peuvent aussi jouer un rôle important dans ce phénomène. Si l'on jette un coup d'œil sur les courbes, on reconnaîtra aisément, en évaluant les températures des jours de passage d'une série à une autre, que cette remarque est parfaitement fondée. Il arrive même parfois que la variation de la température est le signe le plus important: par exemple, dans les deuxièmes séries des sixième et huitième périodes etc.

Quant aux signes précurseurs du changement de période, ils sont *jusqu'à présent* les mêmes que ceux du changement de série. Le plus souvent, il est vrai, ils sont plus accentués, du moins quant à la température et à l'humidité relative. Il reste encore dans cette partie du problème une grande indétermination. On conçoit en effet que le problème renferme plus d'inconnues que je n'ai supposé de variables (ces variables étant *provisoirement* au nombre de trois : pression, chaleur, humidité). Et si j'insiste sur cette lacune de mon travail (lacune qui était inévitable, puisque je n'ai abordé, comme je l'ai dit au début, qu'un côté de la question), c'est dans l'espoir que d'autres observateurs compléteront ce que je n'ai fait qu'indiquer.

Il reste acquis que les oscillations du baromètre constituent, d'après mes observations, le meilleur signe pour les changements de série. A ce titre, le premier graphique que j'avais employé (voy. pl. V) mérite d'être consulté parallèlement avec le système thermométrique, puisque l'une des lignes reproduit précisément les oscillations du baromètre. Cependant, dès que l'on s'est familiarisé avec les allures de la courbe du point de rosée, il est facile, même en ne considérant que le système thermométrique, de voir à quels moments ont eu lieu de notables

changements de pression. Je citerai, par exemple (veuillez
suivre sur les planches), les 9, 16, 17, 20 octobre, 5, 6, 7,
15, 16 novembre etc. Dans ces circonstances, la courbe du
point de rosée est plus tourmentée dans la même journée. Mais
je ne puis encore préciser la forme des sinuosités, l'ouverture
des tangentes etc. Il me faudrait peut-être un plus grand nombre d'observations par jour, un graphique plus minutieux ; en
un mot de nouvelles recherches. On voit donc que ce n'est pas
le fonds qui manque !

Après cet exposé des deux graphiques, j'ai hâte d'arriver
aux faits d'observation médicale pour montrer qu'ils sont en
rapport avec les périodes naturelles du temps.

Pour cela, j'examinerai successivement chacune d'elles dans
leurs séries, les faits de la clinique des voies respiratoires
étant mis en regard des conditions diverses de l'atmosphère.

Mais avant d'aborder cette seconde partie de mon travail,
qu'il me soit permis de présenter quelques considérations générales, propres à mettre en lumière les difficultés inhérentes
au sujet.

La plupart des malades n'arrivent à Pau que dans le courant
de novembre et de décembre. Aussi les premiers mois de la
saison, et surtout octobre, fournissent-ils à l'observateur un
contingent de cas moindre que les mois suivants.

Il est probable qu'un grand nombre de nos hôtes d'hiver
restent dans leurs familles jusqu'à ce que les variations de la
saison d'automne, en apportant dans leur état une nouvelle
aggravation, viennent leur démontrer qu'il faut absolument
se séparer de tout ce qui leur est cher. Il vaudrait mieux que
la nécessité de ce sacrifice fût reconnue et envisagée à l'a-
vance. En effet, l'automne est en général fort agréable à Pau ;
chaque année, nous avons en novembre ce qu'on appelle l'*été
de la Saint-Martin*. La saison devient ensuite plus rigou-
reuse.

J'ai remarqué que les personnes qui arrivent à Pau après le

1er janvier sont en général plus sérieusement atteintes que celles qui s'y sont établies avant cette époque. Que de fois n'ai-je pas entendu prononcer par les malades eux-mêmes ces tristes paroles : « Nous sommes partis trop tard ! » Je suis sûr d'être compris d'un grand nombre de malades en affirmant que quelques jours, une semaine de temporisation ont suffi pour faire entrer leur affection dans une période plus avancée, moins accessible aux agents curatifs, et en particulier aux bienfaits d'un climat.

D'un autre côté, beaucoup de malades quittent Pau trop tôt, en mars, en avril, dès les premiers beaux jours. Et cependant les variations atmosphériques si irrégulières, si capricieuses de cette saison, à Pau comme partout, ne cessent en moyenne que dans la première quinzaine de mai. En quittant le sud de la France pour se diriger vers le nord, les malades s'exposent à rencontrer dans leur voyage la fin de l'hiver, et à perdre ainsi en quelques jours le résultat de six mois de patience et de sacrifices.

D'autres, satisfaits de leur cure et enhardis par une amélioration mal affermie, sont désireux de faire des excursions dans les montagnes, sur le bord de la mer, en Espagne ! Il me serait facile, par quelques lettres tirées de ma correspondance, de montrer les accidents sérieux auxquels ils sont exposés lorsqu'ils entreprennent ces voyages de plaisir à une époque de l'année où l'incertitude du temps commande encore la plus grande prudence.

N'est-ce pas le lieu de répéter ici que toute affection chronique des voies respiratoires (tuberculose, pneumonie chronique, bronchite etc.) exige, à de très-rares exceptions près, un séjour *de plusieurs hivers* dans le midi ? Et si le malade est d'un climat froid et rude, il devra passer en outre un ou deux hivers dans une station intermédiaire, telle que Vevey, Montreux etc., avant de se hasarder à retourner définitivement chez lui. Combien de personnes, de jeunes gens surtout, ont payé de leur vie le trop de confiance que leur avait inspiré une amélioration notable survenue dans leur état après une *première* cure d'hiver !

A l'appui de ce qui précède, je citerai le fait suivant :

I. Au commencement de l'hiver (1867-1868), je fus appelé auprès d'un jeune homme, M. H... (de M...), qui se trouvait dans un état fort inquiétant. La fièvre, la toux, l'amaigrissement lui avaient enlevé toutes les forces. La faiblesse et l'oppression étaient telles qu'il fallut, à son arrivée, le porter à bras dans sa chambre. Deux mois après, ce malade s'était relevé : la toux, l'oppression, la fièvre avaient disparu. L'appétit était soutenu, la digestion parfaite ; les forces avaient décuplé ; il avait même pris de l'embonpoint.

Dans un voyage que je fis en Allemagne pendant l'été 1868, j'eus l'occasion de revoir ce malade dans sa famille. Il put faire avec moi une promenade à pied de 8 kilomètres environ sans éprouver ni fatigue ni gêne respiratoire.

Quelque satisfaisant que me parût être son état, je lui conseillai de revenir à Pau pendant l'hiver de 1868-1869. Mais, désireux de rattraper par le travail le temps qu'il disait avoir perdu à se soigner, il ne suivit pas mes conseils.

J'ai appris depuis qu'il avait succombé à une nouvelle crise pulmonaire pendant l'hiver dernier.

Il vient à Pau des personnes très-malades. Un de mes confrères, qui a habité notre ville pendant l'hiver dernier, après avoir passé plusieurs hivers à Menton, me disait que les cas traités à Pau étaient en général plus graves que ceux qu'il avait rencontrés dans les autres stations du midi de la France.

Pendant les mois de février, mars et avril, on voit arriver à Pau des malades à tempérament irritable, qui n'ont pu supporter d'autres climats. A ce sujet, je me permettrai de citer le fait remarquable que voici :

II. Au commencement de mars 1869, M. le docteur Lippert (de Nice) voulut bien m'adresser un de ses malades, avec la note suivante :

« J'ai l'honneur de vous adresser, avec une recommandation toute particulière, M. O... (de H...), souffrant d'excavation pulmonaire, à droite, et d'une surexcitation nerveuse qui se porte de temps en temps à la tête, et touche, dans de telles attaques, presque à la folie. Le climat de Nice, pendant le mois de mars, est une impossibilité pour lui, et j'espère que le séjour à Pau etc. »

Ce malade n'ayant obtenu aucun résultat satisfaisant des agents pharmaceutiques, je me résolus à m'abstenir de tout re-

mède et d'abandonner son état nerveux à la simple action du
climat. Je me bornai à lui indiquer quelques règles d'hygiène
qui me parurent être en rapport avec la période de l'hiver que
nous traversions.

Le pouls était fort élevé (110 à 120), la température dans le voisinage
de la normale, souvent au-dessus de quelques dixièmes de degré. Par
l'auscultation de sa poitrine, et d'après les antécédents, il était facile de
reconnaître que, si le climat de Nice ne convenait pas au malade au point
de vue de l'état de ses nerfs, il lui avait été très-favorable au point de
vue de son affection pulmonaire. L'air bienfaisant de Nice avait séché les
excavations qui existaient à droite et sur lesquelles commençait à s'ef-
fectuer un commencement d'affaissement de la paroi thoracique. Une semaine s'était à peine écoulée que le malade ressentit un grand calme.
Depuis lors, la toux diminua peu à peu, la respiration devint plus pro-
fonde; l'appétit et les forces augmentèrent. *Il n'y eut jamais à Pau la
plus légère attaque nerveuse.*

Si l'on jette un coup d'œil sur les septième et huitième périodes de l'hiver, on reconnaît que, malgré les variations
brusques et fréquentes des éléments atmosphériques, le système nerveux de ce malade demeura silencieux. Il y eut même
sédation marquée. Cette influence sédative du climat de Pau,
parfaitement établie aujourd'hui et reconnue de tous les médecins, mérite d'être approfondie dans sa nature et dans ses origines. Je ne crois pas qu'elle ait été bien définie, bien spéci-
fiée : en effet, j'ai connu des malades, sujets à certains troubles
nerveux et en particulier à la migraine, qui souffraient à Pau
plus qu'en d'autres lieux. J'ai cru, dans l'intérêt de la vérité,
qui n'est autre que celui des malades, devoir signaler cette
particularité, laquelle peut devenir un sujet d'observations fort
intéressantes.

Je passe maintenant à l'examen des périodes naturelles du
temps dans leurs rapports avec *quelques* maladies pulmonaires.

Quant aux périodes mêmes, si l'on désire les comparer avec
ce qui s'est passé en d'autres lieux, on trouvera de nombreux
points de comparaison dans les *Nouvelles météorologiques*, publiées périodiquement sous les auspices de la Société météorologique de France

DEUXIÈME PARTIE.

Des périodes et des séries naturelles du temps pendant l'hiver (1868-1869). — Météorologie et clinique. — Observations.

Première période (du 1er au 18 octobre). — *Deuxième période* (du 18 octobre au 7 novembre). Voy. pl. I..

On a vu dans la première partie de ce travail qu'au point de vue météorologique, la *première période* de la saison dernière se compose de deux séries naturelles : l'une sèche, l'autre humide. Pendant la première, la pression barométrique s'élève progressivement et sans secousse de 739 millimètres à 750mm,4. Le 9 a lieu une baisse subite (744,7); puis la pression se relève progressivement jusqu'au 15 (748). A partir du 15, les secousses commencent (748 — 743,7 — 735,8 — 734,8). Ces secousses, qui ne suffiraient pas à elles seules pour faire pressentir un changement de période, combinées avec les variations de l'humidité relative quotidienne et l'abaissement de la température, montrèrent suffisamment que l'atmosphère entrait dans un nouvel état mécanique.

Cette période fut remarquablement belle par l'élévation de la température, son degré d'humidité, la lenteur des mouvements barométriques et le calme absolu de l'atmosphère.

La première et la deuxième série de la *deuxième période* (du 18 au 22 octobre) présentent des nuits et des matinées pluvieuses, tandis que le milieu du jour reste serein ou mi-couvert, tiède et humide. Pendant la troisième série, les nuits fraîchissent, en restant humides ainsi que les matinées, tandis que la température s'élève dans l'après-midi jusqu'à 17°. L'atmosphère reste calme; le 18 seulement, commencement de la deuxième période, règne un léger vent de sud-ouest.

Pendant cette deuxième période, la moyenne de l'humidité relative est 82, supérieure de 7 unités à celle de la période

2

précédente; la pression moyenne (749^{mm},6) s'est élevée de 4 millimètres, tandis que la température a baissé de 5°,10.

	1re période.	2e période.
Température moyenne. . . .	15°,10	10°
Pression moyenne	745^{mm}	749^{mm},6
Humidité relative moyenne . .	75	82

Examinons maintenant les faits d'observation médicale.

Obs. III. Il me fut adressé, à la date du 27 septembre 1869, un jeune homme de Berlin, tuberculeux (phthisie laryngée), qui succomba dans le courant de l'hiver. A la date du 2 octobre, il n'existait au sommet du poumon qu'un affaiblissement notable du murmure vésiculaire, suivi d'expiration prolongée et d'un peu de retentissement vocal. Plus tard, il se forma de petites excavations au sommet du poumon droit.

Ce malade avait beaucoup maigri dans les derniers temps; sa voix était rauque, les douleurs vives, lancinantes dans le larynx; l'expectoration claire, visqueuse, pénible. Le matin, la toux était fatigante, douloureuse, sans accès de suffocation ni d'efforts de vomissement. La muqueuse de l'arrière bouche était fortement hyperhémiée; çà et là se montraient quelques vésicules.

Le 4 octobre, après avoir inhalé (appareil de Siegle) de l'eau de la Raillère (Cauterets), le malade put cracher sans difficulté ni douleur. Cela me permit d'examiner le larynx avec le laryngoscope et de constater un gonflement considérable de la paroi postérieure de cet organe sans ulcération, ainsi qu'une augmentation de volume des cordes vocales, une sécrétion intérieure, mousseuse, très-abondante etc. (La position presque horizontale de l'épiglotte rendait mon examen très-laborieux.)

Le 6, les douleurs avaient sensiblement diminué; pouls, 80; température, 37°[1].

Le 8, l'amélioration avait progressé; le sommeil et l'appétit étaient excellents.

Le 10, le malade, qui avait l'habitude d'appliquer tous les huit jours une mouche de Milan au niveau du larynx, me demanda à s'en dispenser en raison du bien-être qu'il éprouvait. Mais le lendemain, les douleurs reparurent. Il fallut recourir à la mouche de Milan, supprimer les inhalations de l'eau de Raillère, dont l'action paraissait être irritante, et se borner à des inhalations d'eau pure.

Le 13, amélioration légère, qui se continue jusqu'au 17.

Le 17, léger mouvement fébrile (temp., 37°,8).

Le 18, apparition des signes d'un catarrhe localisé au sommet du poumon droit et au larynx.

Du 18 au 23, évolution de l'affection catarrhale; crachats teints de

---

[1] Chaque fois que je mentionnerai ainsi la température, il sera bien compris qu'il s'agit de la température prise sous l'aisselle des malades.

sang ; puis le pouls diminue peu à peu de fréquence et la température
redevient normale (37°).

A partir de ce jour, le malade parut entrer dans une nouvelle voie.
L'appétit augmenta, les douleurs et la toux cessèrent, les forces reparurent. Mais la voix resta voilée ; l'expectoration, moins abondante, lais-
sait toujours un dépôt poussiéreux, semblable à des grains de riz dé-
chirés, au fond du verre. Le poids du corps augmenta de 2 kilogrammes.

Cette suite de phénomènes m'a suggéré les réflexions suivantes :

L'aggravation s'est manifestée au changement de période,
vers le 18, par la recrudescence du catarrhe, et a persisté,
quoique en diminuant, pendant la première série de la deuxième
période. Du 18 au 22, sous l'influence *des variations* de la
pression atmosphérique (735, 741, 746 millimètres) il y eut
un peu d'exsudation sanguine du côté des capillaires pulmonaires.

Pendant la deuxième série, la pression s'est élevée sans secousses et s'est maintenue au-dessus de 750 millimètres jusqu'à la fin de la troisième série.

De telle sorte que cette deuxième période de la saison, période *pluvieuse*, avec *pression élevée, sans secousses notables,
température soutenue et à oscillations diurnes régulières*, a exercé
une action favorable sur l'état de ce malade.

Le 17 et le 18, jours du changement de période, il y eut
des oscillations étendues de la colonne barométrique (743,7-
735,8 ; 734,8-741). Ces oscillations, si elles ont lieu *au passage* d'une période sèche à une période humide, sont nuisibles
aux tuberculeux. Le catarrhe s'est développé, abstraction faite
de la cause tuberculeuse, sous l'influence déterminante de la
variation des éléments météorologiques, coïncidant avec un
changement de période, c'est-à-dire avec un nouvel état mécanique des forces atmosphériques, *lequel état n'était pas par
lui-même défavorable à l'affection pulmonaire,* puisque celle-ci
a subi un temps d'arrêt (pendant la deuxième période), malgré
l'apparition du catarrhe.

Obs. IV. J'observais, à la même époque, un autre tuberculeux, portant un amas néoplasique très-nettement limité au sommet du poumon gauche. La tuberculose avait suivi chez lui une marche très-lente, après avoir marqué plusieurs temps d'arrêt.

Le symptôme le plus persistant chez ce malade, en outre des signes physiques fournis par l'auscultation, était une fièvre continue, à température peu élevée, dans le voisinage de 38°, avec des maxima se présentant à des heures variables, tantôt le matin, tantôt le soir.

Or, du *23 octobre au 6 novembre*, je fus surpris de voir la température redevenir normale, dans des conditions d'alimentation assez satisfaisantes. Pour mieux constater le fait, je revérifiai mon thermomètre; mais la température resta au-dessous de 37°,4.

Ce malade ne prenait alors chaque jour et pour tout médicament qu'une seule pilule renfermant $0^{gr},002$ d'acide arsénieux. La faiblesse le retenait dans sa chambre; mais dans le milieu du jour, il respirait l'air du dehors sur une chaise longue placée auprès d'une croisée ouverte. Ne suis-je pas autorisé à attribuer ici à l'influence de la période cette rémission de l'état fébrile et par conséquent cet arrêt dans la marche de la tuberculose et de la consomption ?

Obs. V. En même temps que le malade qui fait l'objet de l'obs. III, je vis arriver à Pau, à la date du 6 octobre, un jeune homme de Berlin, chez lequel s'étaient produits, à diverses époques, des dépôts néoplasiques accompagnés de légères hémoptysies.

Le symptôme dominant chez ce malade était *la fréquence*, la mobilité du pouls, accompagnées d'une chaleur brûlante des joues, même en dehors de toute élévation de température au-dessus de la normale.

Il avait l'habitude de compter ses pulsations, de prendre les températures sous l'aisselle; en un mot, de surveiller son état avec grand soin

Or à la *date du 16 octobre*, c'est-à-dire à la fin de la première période et dix jours après son arrivée, la fréquence du pouls avait diminué de 8 pulsations.

Ce malade eut aussi à subir les effets du changement de période, lesquels se traduisirent par l'extension du catarrhe et une légère exsudation sanguine. Mais à partir du 23, le mieux s'établit et se prolongea jusqu'à la fin de décembre, malgré de légères exacerbations qui coïncidaient avec les variations les plus faibles de l'atmosphère.

J'ai remarqué que les malades chez lesquels le catarrhe tuberculeux prend un certain degré d'acuité *et s'accompagne d'une expectoration mousseuse*, parfois sanguinolente, avec une faible élévation de la température, sont les plus impressionnés par les variations du temps. L'amélioration qu'ils sont susceptibles d'éprouver ne s'établit, si je puis m'exprimer ainsi, qu'après une suite d'oscillations en rapport avec celles du temps. Chez eux, les rechutes sont faciles, surtout s'il y a manque de prudence et de docilité. Il ne faut cependant pas désespérer de ces malades, mais bien redoubler de surveillance, et ne pas hésiter à leur faire envisager les tristes résultats d'un manquement aux règles hygiéniques propres à la période.

Ainsi donc, lorsqu'on aura porté son attention sur les changements qui peuvent se passer autour des dépôts tuberculeux (ce qui est toujours facile par l'auscultation), lorsqu'on aura pris en considération l'état des autres organes au point de vue de la marche générale de la tuberculose (l'état de l'abdomen étant surtout important au point de vue de la fièvre), il restera, pour compléter l'examen, à apprécier les effets des variations atmosphériques, lesquelles agissent toujours comme *causes déterminantes* à côté du *tubercule*.

D'ailleurs, pour le traitement et au point de vue de l'indication *causale*, que pouvons-nous contre ce dernier? Rien directement. Tandis que, dans une certaine mesure *et à la condition de suivre les indications météorologiques*, dans un climat déterminé, à Pau par exemple, l'ensemble des règles hygiéniques telles que l'observation les commande journellement, constitue l'antagoniste naturel des causes déterminantes.

Lors donc que l'on reconnaîtra que l'on entre dans une nouvelle période du temps par les secousses des éléments atmosphériques, et même si le baromètre, présentant une grande instabilité, annonce la brièveté des séries, si l'on veut que des tuberculeux du genre de celui dont je viens de rapporter l'observation partielle, traversent cette période avec avantage, il faudra régler leur vie extérieure, leurs promenades, leurs distractions avec autant de soin qu'on en apporterait à une prescription pharmaceutique. Ces lignes s'appliquent surtout aux malades qui n'apportent pas dans leur mode de vivre la prudence que leur état commande. Il en est, en effet, parmi eux qui vivent à Pau comme s'ils y étaient venus pour leur plaisir et non pour leur santé.

Les trois observations que je viens de rapporter en regard des deux premières périodes de la saison n'ont d'autre but que de fournir l'application de la méthode que j'ai imaginée. Mais ce ne sont pas les seules que j'aurais à présenter en faveur des conclusions que je crois pouvoir affirmer et que j'exposerai plus loin après avoir fait l'histoire des autres périodes de la saison.

Troisième période (du 7 novembre au 2 décembre. — *Quatrième période* (du 2 décembre au 1er janvier 1869). Voy. pl. II.

La troisième période comprend 25 jours. Les moyennes météorologiques, comparées à celles de la période précédente, sont les suivantes :

	2e période.	3e période.
Température	10º	8º
Pression	749mm,6	744mm,6
Humidité relative	82	83

Elle se divise en trois séries : du 7 au 17, du 17 au 22, du 22 novembre au 2 décembre.

La *première série* est caractérisée par un abaissement considérable de la température, par rapport à la dernière série de la période précédente. La pression monte progressivement, mais d'une manière irrégulière, du 7 au 13, pour décroître rapidement jusqu'au 17. Ces irrégularités concordent avec la forme de la courbe hygrométrique.

Pendant la *deuxième série*, la pression varie peu, la température se relève et la courbe du point de rosée emboîte mieux la courbe thermométrique.

Le commencement de la *troisième série* est indiqué par un abaissement notable de la pression les 23 et 24, par la sécheresse du 22 (malgré trois heures de pluie le soir) et par une légère élévation de la température. Puis la pression varie lentement avec assez de régularité; ce qui concorde encore avec la forme de la courbe hygrométrique.

Cette troisième période renferme, comme la précédente, une série *pluvieuse*, la troisième, *avec pressions basses ou moyennes*.

Quant à la *quatrième période*, ses caractères distinctifs sont l'abaissement de l'humidité relative, malgré les pluies de la deuxième et de la troisième série, ainsi que l'élévation notable de la température.

3e période.	4e période.
8°	11°
744mm,6	743mm,6
83	73

Bien que la diminution de la pression *moyenne* ne soit que de 1 millimètre, les variations de la pression ordinaire sont assez importantes, et elles ont lieu les 9, 10, 11, 12, 19, 20, 28, 30, 31, ainsi qu'on peut le reconnaître, comme je l'ai fait remarquer dans la première partie de ce travail, par les irrégularités de la courbe hygrométrique.

Si l'on considère la *première série* en la comparant avec la dernière série de la troisième période, on voit que le changement de période s'est effectué, *sans secousses atmosphériques, par une élévation progressive de la température et un abaissement irrégulier de l'humidité relative*.

La *première série* se termine le 13 décembre, et le 14 commence un nouvel état météorologique, un peu plus stable au point de vue de la pression et de l'humidité: c'est la *deuxième série*.

Pendant la *troisième*, les mouvements de l'atmosphère augmentent d'amplitude, ce qui se traduit par les sinuosités de la courbe du point de rosée. J'appelle l'attention du lecteur sur la forme de cette ligne, le 23 et le 24, jours de vent et de giboulées; le 28 et le 29, jours de pluie et de vent tièdes.

Examinons maintenant les faits médicaux.

On a vu dans l'examen de la première et de la deuxième période, où je ne me suis occupé que de malades tuberculeux au point de vue des variations du temps, que ces variations manifestaient leur influence sur l'*ensemble* de l'organisme, en en modifiant la tendance morbide la plus accentuée : extension du catarrhe, augmentation de la fréquence du pouls, élévation de la température etc.

Pendant la troisième et la quatrième période, je me propose d'étudier la marche de la pneumonie chronique en la comparant avec celle de la tuberculose. Cette étude comparative présente un grand intérêt, non-seulement au point de vue du diagnostic et de la thérapeutique, mais aussi quant à l'hygiène.

En effet, si la pneumonie chronique diffère essentiellement de la tuberculose, bien que cette dernière puisse secondairement se greffer sur elle, une certaine obscurité séméiologique règne encore sur leurs rapports, et je crois utile de faire connaître quels sont ces rapports au point de vue météorologique.

Ainsi, par exemple, un dépôt tuberculeux nettement délimité au milieu du tissu pulmonaire se comporte, quant aux sympathies éveillées au sein de l'organisme sous l'influence des agents extérieurs, tout autrement qu'en exsudat pneumonique, devenu même caséeux. De telle sorte que ces produits ne diffèrent pas seulement entre eux par l'évolution de leurs éléments morphologiques, à une certaine période de cette évolution, mais encore par leurs *réactions météorologiques.*

Une des plus grandes difficultés de la pratique des maladies des voies respiratoires me paraît être la détermination précise de l'invasion de la tuberculose dans la pneumonie ou le catarrhe chronique. Sans vouloir répéter ici ce que les maîtres ont déjà établi sur ce diagnostic différentiel, je me bornerai à ajouter, pour ne pas sortir de l'esprit de ce travail, que la météorologie fournit des données importantes à la solution de cette question.

Étant ainsi envisagée sous ce côté, que je crois nouveau, cette question revient à examiner quelles sont les conditions atmosphériques qui favorisent le développement de la phthisie dans la pneumonie chronique, toutes choses égales d'ailleurs, c'est-à-dire en dehors du terrain où se développent les produits morbides.

Il est clair que je ne puis envisager ici tous les cas possibles de pneumonie chronique; il faudrait pour cela traiter la question d'une manière générale en examinant la nature des produits alvéolaires, l'âge, la constitution des malades, l'état de leur nutrition etc. Mon intention, je le répète, est de me borner à mentionner les cas que j'ai observés, sauf à corriger plus tard mes conclusions d'après de nouvelles observations.

Obs. VI. Vers le milieu d'octobre 1868, je fus appelé auprès d'un malade portant au sommet du poumon droit une infiltration diffuse, occupant la moitié supérieure de l'organe, avec une fusée se dirigeant au-dessous de l'aisselle jusqu'à la base.

Cet épaississement du tissu déterminait peu de réaction : dyspnée légère, toux et expectoration insignifiantes, tendance à la transpiration (probablement en raison de la diminution de la surface respiratoire) etc. L'appétit, le sommeil, l'état des muscles etc. étaient satisfaisants.

A l'auscultation, le murmure vésiculaire se montrait obscur, rugueux, mêlé de quelques râles mous, profonds, sans frottements pleuraux, accompagné d'un peu d'expiration prolongée. La maladie s'était établie par une hémoptysie légère, avec dyspnée, un peu de douleur pongitive etc.

Au moment où je vis le malade pour la première fois, le pouls avait quelque fréquence (92-104), la température était normale.

Après avoir traversé les deux premières périodes de la saison sans malaise appréciable, ce malade se plaignit le 10 novembre d'une dyspnée plus grande. Je constatai, le soir, un léger mouvement fébrile (104, 38°,2) et l'apparition d'un plus grand nombre de râles mous au sommet du poumon droit et en arrière.

Je lui prescrivis de garder la chambre, d'y entretenir une température constante, en ayant soin d'en renouveler l'air plusieurs fois par jour. Je me bornai à l'administration journalière de trois pilules de Heim.

Le malade, habitué à vivre au dehors, à ne pas se croire sérieusement atteint, ne comprenait pas la rigueur de mes recommandations; je dus recourir à la plus grande vigilance pour prévenir de nouveaux accidents.

A cette époque, quoique mon attention fût déjà éveillée sur les changements de *période*, je n'apportais pas dans l'hygiène de mes malades toute la minutie que l'observation m'a commandée depuis; j'étais simplement sur mes gardes et je m'efforçais de faire partager mes appréhensions au malade.

Le 24 novembre, commencement de la *troisième série* de la trois'ème période, l'expectoration fut un peu sanguinolente ; mais elle se décolora promptement (en deux jours) ; les symptômes fébriles s'amendèrent et le malade put reprendre sa vie ordinaire dès le commencement de la quatrième période.

Or, si l'on se reporte à ce qui a été dit plus haut sur le passage de la deuxième à la troisième période, on doit attribuer à l'abaissement de la température l'aggravation survenue dans l'état de ce malade, qui n'avait pris aucune précaution contre ce changement. En effet, la pression n'avait pas eu de secousse, l'humidité relative était restée sensiblement la même, et c'est peut-être à cette dernière circonstance qu'il faut attribuer la bénignité des symptômes initiaux. Mais, au commencement de la troisième série, la température diminua de nouveau, *ainsi que la pression;* une nouvelle exacerbation, caractérisée par la présence du sang dans les crachats, circonstance que nous retrouverons dans des conditions analogues, correspondit au changement de série. Puis la santé se rétablit sous la *double influence de l'élévation de la température* et de la *diminution de l'humidité de l'air*, lesquelles caractérisèrent la quatrième période (voy. plus loin la septième période).

Or, je dois le déclarer, je suis loin d'admettre le nihilisme en fait de matière médicale, c'est-à-dire l'inutilité des médicaments. Je m'efforce, au contraire, dans leur administration, d'atteindre, au point de vue de leur action physiologique, toute la précision dont je puis être capable, qu'il s'agisse des opiacés, de la digitale, du nitrate de soude, de l'ipéca etc. Mais je dois déclarer aussi que les résultats obtenus ne sauraient être uniquement justiciables de leur action, et que pour être dans la vérité, il faut évaluer autant que faire se peut, dans leur appréciation, l'influence des agents météorologiques. Ainsi, par exemple, supposons que j'aie administré à un fébricitant, une infusion de poudre de digitale, comptant obtenir une diminution de la fréquence du pouls et de la température ; n'est-il pas vrai que l'action du médicament sera favorisée par un abaissement de la pression atmosphérique ? N'est-il pas vrai que je pourrai calculer les doses d'après les variations de la pression ? Et si l'usage de la digitale devait être continué pendant plusieurs jours, serait-il indifférent, en raison de la fatigue que cette substance produit sur le tube digestif, de l'employer à une dose quelconque ?

Ne pourrai-je pas faire le même raisonnement à propos du sulfate de quinine, du nitrate de soude etc.? L'activité de la digestion, qui toujours dans les affections chroniques des voies respiratoires s'affaiblit en vertu des troubles consécutifs de la circulation abdominale, ne réclame-t-elle pas les plus grands ménagements au point de vue de l'administration des médicaments?

Ainsi, dans le cas présent, si j'ai employé les pilules de Heim pour modérer la fréquence du pouls, faciliter l'expectoration etc., et si le résultat que je me proposais d'obtenir, c'est-à-dire *la réduction du travail inflammatoire*, a été atteint en peu de jours, n'en suis-je pas aussi *en partie redevable aux conditions atmosphériques de la troisième période et à l'hygiène que j'ai prescrite, en me basant sur la connaissance exacte de ces mêmes conditions*?

Dans toute maladie et surtout dans les affections des voies respiratoires, il y a des éléments d'amélioration ou d'aggravation, indépendants de notre action : ce sont les variations atmosphériques. Écoutez le rhumatisant, celui qui est sujet à la migraine, celui qui porte une ancienne cicatrice, l'hémorrhoïdaire etc., tous vous diront qu'ils sont éprouvés par les changements de temps. *Et cependant y a-t-il encore rien de moins défini que que cette influence extérieure dans ces diverses maladies ?* Il y a là évidemment une lacune à combler dans la connaissance des causes morbides.

Dans les maladies des voies respiratoires, le point de prophylaxie le plus important consiste dans la prévision des

changements de période. Il règne, il est vrai, une certaine
obscurité sur leur délimitation exacte, même une fois que les
courbes graphiques ont été construites; à plus forte raison
est-il plus difficile, lorsqu'elles sont en cours de construction,
de saisir le passage d'une période à une autre. Aussi je re-
grette de ne pouvoir *encore* fournir des indications suffisantes
aux médecins et aux malades. Mais celui qui voudra se donner
la peine d'observer les instruments sera en mesure de suppléer,
par l'expérience, à l'insuffisance de mes premiers résultats.
En attendant, je suis convaincu que l'usage du second graphique (pl. V) sera d'un grand secours pour lever ces incer-
titudes. J'ai reconnu, en effet, que si les deux courbes se
coupaient sous un angle *très-ouvert*, après être restées longtemps l'une au-dessus de l'autre, et si, en même temps, la
température présentait une variation notable, cela signifiait un
changement de période. Mais, je le répète encore une fois,
de nouvelles observations sont nécessaires sur ce point.

L'examen clinique de la quatrième période fournit la con-
firmation de ce qui précède.

Malgré la variété des séries, cette période est favorable aux
pneumoniques, tandis que les tuberculeux sont tourmentés
par les variations des éléments atmosphériques, surtout du
9 au 13 décembre. Ainsi, pendant ces quatre jours, la pression varie de 752 à 736 millimètres.

Si les pneumoniques, une fois entrés dans un état mécanique de l'atmosphère, montrent plus de résistance que les
tuberculeux aux variations des séries, les dangers qu'ils peuvent
courir aux changements de période sont plus grands pour eux
que pour les tuberculeux. Ces derniers plient en quelque sorte
sous le temps; les premiers peuvent être définitivement brisés
par une rechute qui précipite leur maladie dans une phase
nouvelle. Ainsi, par exemple, un tuberculeux franchira plusieurs hivers au milieu d'une suite d'oscillations, tandis qu'un
pneumonique succombera promptement soit à une recrudescence du travail inflammatoire, soit à une pleurésie subite ou

insidieuse etc. Au point de vue du pronostic, le médecin qui reçoit au début de la saison un pneumonique, même dans un état satisfaisant, doit faire ses réserves sur le résultat de la cure d'hiver; car il y a plus d'imprévu pour ce malade que pour un tuberculeux.

Toutefois, si le ramollissement et la fonte d'un exsudat considérable, ainsi que la formation consécutive d'excavations pulmonaires, présentent un grand danger, au point de vue du maintien d'un bon échange nutritif, il est cependant possible de conduire à une amélioration satisfaisante le malade qui en est atteint.

Mais il arrive que dans ces conditions pathologiques du tissu pulmonaire, la tuberculose envahit ce tissu, soit à la périphérie, soit en un autre point éloigné de l'exsudat, en vertu d'un phénomène d'auto-intoxication, de la même manière qu'une glande scrofuleuse suppurée peut activer la marche de la tuberculose. Or, dans ces cas divers, il n'est pas sans intérêt pour le médecin de savoir à peu près à quel moment le néoplasme intervient dans la scène morbide. Or cette connaissance peut lui être fournie par la manière dont le malade se comporte par rapport aux variations du temps. Ainsi, par exemple, si, à un moment donné, il éprouve, sous l'influence de légers changements atmosphériques, à l'époque d'une nouvelle série, des troubles divers, analogues à ceux que l'on observe simultanément chez les tuberculeux, on pourra soupçonner le début du processus néoplasique. A partir de ce moment et à égalité de symptômes, le pronostic me paraît devenir pour le pneumonique plus mauvais que pour le tuberculeux, au moins d'après mes observations. Et l'on sait de quelle importance est, au point de vue des relations de famille, un pronostic exact! Le médecin attentif aux *réactions météorologiques* de la maladie sera moins exposé à la surprise d'un fâcheux événement. On objectera sans doute que la simple clinique, sans le secours de la météorologie, ne laissera jamais dans l'incertitude un médecin expérimenté. C'est possible; mais je puis ajouter que les éléments de certitude apportés par la météorologie ne gâtent rien, et qu'il n'y a aucune raison pour les dédaigner.

La première et la deuxième série de la quatrième période furent très-favorables à l'ensemble de mes malades, aux pneumoniques surtout. Pendant la troisième, les éléments atmosphériques eurent des mouvements fréquents, mais peu étendus.

Obs. VII. Le 22 décembre, j'examinai dans mon cabinet un jeune homme, envoyé à Pau de Moscou, et portant un exsudat au sommet du poumon droit, avec un léger affaissement de la deuxième côte à sa réunion au sternum. L'inspiration était rugueuse, affaiblie, presque nulle au niveau de l'affaissement. On entendait çà et là quelques râles mous, disséminés, sans frottements pleuraux. L'état général était satisfaisant.

Cette pneumonie chronique s'était établie à la suite de plusieurs pneumonies catarrhales accompagnées d'hémoptysie, de fièvre etc.

Dès son arrivée à Pau et *malgré les variations* de la fin de la quatrième période, le malade se trouva moins oppressé. Il put sortir tous les jours. L'amélioration alla en augmentant jusque vers le milieu de la septième période, où nous retrouverons son histoire.

Obs. VIII. A la même époque, je fus appelé auprès de Mme L..., de Saint-Pétersbourg, qui portait au sommet du poumon gauche un dépôt tuberculeux très-nettement délimité par la base du cœur et le bord gauche du sternum. Ce dépôt avait à peu près les mêmes dimensions que l'exsudat ci-dessus. La dyspnée et la toux étaient à peu près les mêmes que dans le cas précédent, un peu plus grandes cependant. La fièvre seule indiquait, *par son type inverse*, la nature de l'infiltration.

Ce qui me frappa tout d'abord dans l'observation comparative de ces deux malades, ce fut la différence de réaction météorologique. L'un se mit vite en équilibre avec le temps; l'autre ne se redressa que très-lentement et pour retomber presque aussitôt.

Mais bientôt, épuisée par une fièvre qui montait journellement jusqu'à 39° et même souvent jusqu'à 40°, elle ne fit aucun progrès durable, malgré une légère diminution de la température fébrile pendant le premier mois de l'année 1869, c'est-à-dire pendant la cinquième période. Puis apparurent du côté de l'intestin des signes non douteux de tuberculose propagée.

La pauvre malade, dévorée par une fièvre hectique continue, ne mourut cependant que dans le courant du mois d'août.

Dans les quatre premières périodes de la saison, j'ai examiné la *tuberculose* et la *pneumonie chronique* dans leurs rapports respectifs avec les variations du temps.

La cinquième et la sixième période vont me fournir l'occasion de discuter *certaines* questions relatives à l'étiologie du *catarrhe* au point de vue de ces mêmes variations.

Cinquième période (du 1er au 23 janvier). Voy. pl. III. — *Sixième période* (du 23 janvier au 28 février).

La *cinquième période,* qui s'étend du 1er au 23 janvier, comparée avec la précédente, donne les moyennes suivantes :

4e période.	5e période.
11º	6º,75
713mm,6	750mm,4
73	78

Ainsi elle en diffère par l'abaissement de la température, l'élévation de la pression et l'augmentation de l'humidité relative.

Or, d'après l'opinion des auteurs, l'abaissement de la température, coïncidant avec un degré plus élevé de l'état hygrométrique, serait une condition défavorable aux malades affectés d'un catarrhe pulmonaire.

Et cependant, si l'on s'arrête aux apparences, fût-il un temps plus remarquablement beau, pour un mois de janvier, que celui qui régna pendant ces 22 jours de la cinquième période de la saison dernière, pendant lesquels la température s'éleva à l'ombre à 14º, atteignant au soleil de 24º à 28º, pendant lesquels la pression se maintint à des chiffres élevés sans secousses, à l'exception des faibles oscillations du 3 et du 15, qui amenèrent quelques gouttes de pluie.

De 10 à 4 heures, les malades purent sortir tous les jours, se promener au soleil etc.

Or, si l'on ne considérait que les moyennes ci-dessus, sans suivre de jour en jour la marche réelle réciproque des courbes, il faudrait admettre qu'au milieu de toutes ces circonstances le résultat définitif de la période aurait été mauvais pour les catarrheux. D'un autre côté, il est impossible de contester une valeur réelle aux conditions étiologiques établies par les auteurs.

Pour concilier ces contradictions, plus apparentes que réelles, il suffit de remarquer sur les courbes thermométriques que, pendant les heures hygiéniques de la journée, les rapports de la température et de l'humidité relative furent favorables aux malades; mais à partir de quatre heures, ces mêmes rapports devinrent désavantageux. Aussi ai-je observé souvent une augmentation du catarrhe chez les malades qui, se laissant séduire par la sérénité du temps, négligeaient de se précautionner contre le refroidissement du soir, surtout après être restés exposés pendant plusieurs heures aux rayons directs du soleil. La recrudescence du catarrhe débutait, dans ce cas, par un coryza plus ou moins intense, qui se propageait à la trachée, aux grosses bronches et aux bronches moyennes, siége principal de l'affection chronique.

La séduction que le beau temps exerce sur les malades imprévoyants est cause, pendant l'hiver, d'un grand nombre de rechutes. Il est difficile, en effet, de se déterminer à gagner son logis, lorsque tout invite à prolonger une promenade, une causerie, une visite, une soirée etc. ; il est difficile de ne pas se rendre au spectacle, à une invitation, lorsque le temps est beau, serein. Et cependant, si l'on jette un coup d'œil attentif sur les courbes, on reconnaîtra que les conditions hygrométriques et thermométriques furent surtout défavorables pendant la nuit.

Il résulte de là que, si les moyennes de la cinquième série paraissent être nuisibles aux catarrheux, elles ne le sont effectivement que par les heures de la soirée, de la nuit, de la matinée, que le malade peut passer dans sa chambre, tout en conservant à sa disposition six heures bienfaisantes de vie à l'air libre.

Comparez ces conditions atmosphériques avec celles de la quatrième période; ces dernières sont en apparence détestables : il pleut, il fait du vent, les oscillations du baromètre sont fortes et fréquentes, et cependant les moyennes de la température et de l'humidité relative restent satisfaisantes (10°-73), préférables à celles de la cinquième période : c'est que les nuits et les matinées n'offrent pas le même danger pour les malades par le brusque abaissement des températures *conjuguées. Dans ce cas, les moyennes sont une expression moins imparfaite de l'ensemble du temps.* D'après ces considérations, je crois pouvoir soutenir qu'il est impossible, par des moyennes et surtout par ce que j'ai appelé des *moyennes artificielles*, de se faire une idée approximative de la valeur d'un climat, même pendant l'espace de quelques jours.

Des notions exactes sur l'étiologie du catarrhe pulmonaire, au point de vue météorologique, seraient de la plus haute importance, parce qu'elles renfermeraient les éléments d'une bonne prophylaxie; elles seraient surtout utiles pour les personnes chez lesquelles il n'existe pas encore d'affection pulmonaire confirmée, mais qui, étant atteintes d'une maladie constitutionnelle quelconque, sont ainsi prédisposées au catarrhe secondaire.

Quelques auteurs se sont efforcés de spécialiser chaque catarrhe, au point de vue de causes *dyscrasiques.* On a beaucoup parlé de *vices* herpétique, scrofuleux, tuberculeux, cancéreux, albuminurique etc. On a même mis au jour, entraînant dans cette même spécialisation diverses eaux minérales, une foule de théories qui ne sont pas sans mérite, mais qui sont loin d'être justifiées par les faits cliniques.

Il est évident que dans la production du catarrhe l'état du sang doit jouer un grand rôle, et qu'il s'agirait avant tout de corriger ces divers « vices » du sang. Mais comme il s'écoulera encore quelque temps avant que la science médicale soit fixée sur leur nature et le mécanisme de leurs effets, il m'a semblé plus important de ne pas perdre de vue la cause la plus prochaine, la cause déterminante de tout catarrhe; or cette cause relève de l'état de l'atmosphère.

On sait, du reste, que la toux entretient la toux; ce qui justifie l'emploi général des opiacés contre elle. C'est elle qu'il faut prévenir, modérer. Elle amène l'insomnie, le vomissement, la suffocation, la sueur, la fatigue des muscles, l'hémorrhagie, l'inappétence, la fièvre etc. Elle ne dépend pas seulement des changements moléculaires que les vices susnommés déterminent *à chaque instant infiniment petit* au sein des tissus; elle dépend surtout du nouvel état permanent qui est le résultat de l'action prolongée de ces mêmes vices, et duquel nous pouvons toujours, à un moment donné, nous faire une idée suffisamment exacte par l'auscultation, la percussion, l'examen des crachats etc. C'est en effet, ce nouvel état qui offrira moins de résistance aux mauvaises conditions de l'air ambiant.

Ainsi, supposons que sous l'influence du *vice* dit *herpétique*, la muqueuse bronchique d'un malade produise des éléments épithéliaux d'une vitalité particulière, par conséquent soumis à une destruction particulière aussi. (Il est bien entendu que nous ne savons rien de ces phénomènes intimes de la vie, et ce que je dis du vice herpétique s'applique à tout autre vice.) N'est-il pas d'autres causes qui peuvent augmenter les troubles de circulation, de sécrétion de la muqueuse; et parmi elles, les causes atmosphériques ne sont-elles pas les plus puissantes? Sans doute, je n'ai pas trouvé le secret de corriger les conditions extérieures dans lesquelles notre organisme est placé, mais un observateur attentif peut en atténuer les effets; et si j'insiste sur ce point de l'étiologie du catarrhe pulmonaire, c'est qu'il me paraît être un peu négligé. Il est facile, en présence d'un catarrhe, de puiser dans l'arsenal pharmaceutique une arme contre lui : on a bien vite sous la plume un calmant, un expectorant, un prétendu dépuratif, un *anti* quelconque. Mais qui peut affirmer que tous ces médicaments sont allés à leur adresse, s'il n'a pas apprécié *approximativement* ce qui est l'effet des agents extérieurs. On ne tombera donc pas dans des banalités en interdisant quelques heures de sortie, en indiquant quelle doit être la température d'une chambre, son humidité, en s'occupant du nombre, de la nature des vêtements etc., en un mot, en descendant, dans l'intérêt du malade, et aussi longtemps que sa fragilité le réclame, à une foule de détails qu'on sous-entend peut-être trop souvent.

Or, lorsque je lisais les notes que j'avais prises auprès des malades, après avoir placé en regard les courbes thermométriques, je reconnaissais que le catarrhe apparaissait, augmentait d'intensité, lorsque les deux courbes se rapprochant de la ligne 0°, la courbe du point de rosée, se tenait à une faible distance de la courbe de la température ordinaire, pendant un certain laps de temps. Cela signifie que, si la température fraîchit (à partir de 8° environ), il est utile de calculer l'état hygrométrique. Si cet état hygrométrique est supérieur à 80, je fais garder la chambre à mes malades. En général, on attribue trop d'importance, au point de vue de la production du catarrhe, aux seules variations de la température; l'air froid n'est dangereux que dans le voisinage du point de saturation. Et c'est précisément dans les jours sereins, aux heures de la matinée et de la soirée, que ces conditions sont remplies. Il ne sera donc pas étonnant que des malades imprévoyants voient leur état empirer au milieu d'une période qui serait favorable à leur rétablissement s'ils n'usaient que du noyau de la journée. Ceci s'adresse à une catégorie de malades qui n'ont aucune idée de leur situation et qui, une fois transportés dans un climat plus doux, s'imaginent que ce climat possède une vertu spécifique qui conjure tous les accidents.

J'ai remarqué que les résultats les plus médiocres étaient obtenus en général sur les jeunes gens qui vivent à Pau, *sans famille,* à l'hôtel ou à la pension : ils subissent l'entraînement des relations du monde, ils s'étourdissent même parfois sur leur position et n'arrivent le plus souvent qu'à des mécomptes.

Les tuberculeux chez lesquels il existe des signes de ramollissement, de la fièvre ; les pneumoniques caséeux, dans la phase d'ulcération, d'excavation etc. ne contractent pas de catarrhe dans les conditions dont j'ai parlé plus haut : c'est qu'ils sont retenus au logis par l'exacerbation fébrile quotidienne. Ils peuvent cependant jouir de la promenade à l'air libre sous une véranda, dans une voiture à bras, en calèche etc., et retrouver ainsi de nouvelles forces dans une atmosphère tiède, convenablement humide : les fonctions digestives languissantes deviennent un peu plus actives ; la toux perd de son opiniâtreté, les crachats sortent plus facilement etc.

On voit donc par ces quelques remarques que l'étiologie du catarrhe simple ou compliquant un état pathologique déterminé est de nature complexe. Elle dépend non-seulement de la nature de l'affection fondamentale et de la phase dans laquelle elle est entrée, *mais encore de la vie extérieure du malade.*

J'ai parlé, quelques pages plus haut, du catarrhe considéré comme étant la conséquence immédiate d'un *vice* du sang, pour montrer que, même dans ce cas, il est utile, dans le traitement, de ne point perdre de vue l'influence de l'air ambiant. J'ajouterai maintenant que la médication par les *anti* fournit de médiocres résultats. Je n'ai jamais tiré grand profit des *altérants*, tandis que je me suis toujours bien trouvé d'une thérapeutique *basée sur la météorologie et sur la physiologie expérimentale.*

On peut reprendre la question en sens inverse, en examinant s'il est possible de répercuter sur l'appareil respiratoire une affection constitutionnelle qui produirait ses manifestations sur la peau, qui est, elle aussi, un appareil respiratoire. Si cette répercussion est un accident fréquent, elle doit être favorisée par les conditions atmosphériques qui engendrent le catarrhe. Mais si au contraire, des malades, porteurs d'affections cutanées et traités par des moyens simplement locaux, guérissent sans le moindre trouble du côté des voies aériennes, que dis-je, avec une amélioration frappante de l'ensemble de leur organisme, ne sera-t-il pas permis de contester les dangers, la possibilité d'une répercussion? *Au moins cette conclusion serait-elle applicable à notre climat?*

Lorsque je rentrai à Pau, venant de Vienne, où j'avais suivi la clinique du professeur Hebra, et où je m'étais peu à peu dépouillé de mes scrupules à l'endroit des mouvements capricieux des vices du sang au sein de l'organisme, j'eus l'occasion de traiter, *pendant l'hiver*, un grand nombre de maladies cutanées, suivant les méthodes du maître. Or j'avoue que si j'ai rencontré quelques difficultés dans le traitement, ces difficultés étaient inhérentes à l'opiniâtreté de l'affection. La récidive sur la peau a été fréquente, tandis que la répercussion n'a jamais eu lieu.

Je présente ici, à l'appui de ce qui précède, les observations suivantes :

OBSERVATION. M. M..., âgé de 67 ans, tapissier, demeurant à Pau, portait un eczéma généralisé; ses deux membres inférieurs, le gauche surtout, étaient recouverts d'une masse épaisse de croûtes humides,.qui donnaient lieu à d'atroces démangeaisons et rendaient la station debout impossible. *Cet état durait depuis six mois.*

Je traitai ce malade *pendant la saison d'hiver* par la méthode de Hebra : frictions avec l'esprit de potasse saponifié, pommade diachylon, bains prolongés (de 8 à 9 heures de durée) après avoir goudronné toute la peau etc. L'eczéma guérit. Aujourd'hui ce vieillard se promène; il se sent vigoureux et plein de santé.

L'eczéma tend cependant à récidiver; mais il disparaît après emploi des moyens ci-dessus. *Jamais ce malade n'a toussé depuis, tandis que, lorsqu'il avait son eczéma généralisé, il se sentait souvent oppressé.*

OBSERVATION. M. A. B... portait un psoriasis généralisé aux membres, au tronc, à la face. J'attaquai cette maladie opiniâtre par la solution de Vleminckx, la pierre ponce, le goudron, la potasse etc. Je dus enlever l'épiderme sur de larges plaques qui ressemblaient à des brûlures superficielles. Jamais je n'ai constaté le plus léger symptôme du côté des voies respiratoires. La maladie tendrait à récidiver, si elle n'était combattue par les mêmes moyens qui se montrent toujours efficaces contre elle.

Ce traitement eut lieu en février et mars, *au milieu des variations atmosphériques les plus propices au développement du catarrhe.* La répercussion n'a jamais eu lieu.

OBSERVATION. Au milieu des *mêmes variations*, j'ai détruit, en présence de M. le docteur Cazenave père, un *eczéma pustuleux* des deux jambes, sur M. L..., hémorrhoïdaire ; j'ai détruit, après avoir ouvert les pustules, tout l'épiderme jusqu'à la couche de Malpighi par des frictions énergiques avec l'esprit de potasse saponifié ; la peau s'est reproduite avec rapidité sous une couche protectrice de pommade diachylon, sans le moindre accident inflammatoire.

Il ne s'est rien montré du côté des poumons.

Je ne puis énumérer ici tous les cas analogues que j'ai eu à traiter ; je me bornerai à affirmer que je n'ai jamais eu de répercussion sur la poitrine. Cela tient-il au climat ? D'excellents observateurs ont constaté quelquefois le contraire en d'autres localités. Pour ma part, je crois qu'à Pau, quelle que soit l'affection cutanée, quelles que soient les conditions atmosphériques au point de vue du développement du catarrhe pulmonaire, on peut toujours entreprendre le traitement local. Quant à la répercussion, je crois qu'elle ne se produit pas *ici*.

On peut pousser cet examen encore plus loin, par de nouvelles considérations empruntées aux observations suivantes :

OBSERVATION. Je soignais pendant la saison dernière un malade fort intéressant au point de vue de la multiplicité des maux dont il était accablé : eczéma humide, siégeant à la face dorsale des doigts, dans le voisinage des ongles, et au scrotum ; hypertrophie et ramollissement du tissu unguéal des orteils ; excavations pulmonaires à droite et à gauche, sécrétion abondante d'énormes crachats ronds, grisâtres ; toux par accès, suffocante ; dyspnée par accès, sommeil difficile, digestions laborieuses etc. ; peau sèche, d'une chaleur mordicante etc.

J'eus l'occasion de montrer ce malade à notre respectable doyen, M. le docteur Cazenave, qui m'affirma n'avoir jamais eu sous les yeux un état plus complexe.

En parcourant les nombreuses consultations et notes que le malade avait recueillies en Europe auprès des médecins les plus recommandables, je pus facilement reconnaître qu'un certain nombre de *vices du sang* avaient présidé tour à tour aux divers traitements indiqués jusque-là. Leur inefficacité avait inspiré au malade une crainte très-grande des doses dites *allopathiques*. Aussi était-il très-difficile de sonder le terrain, même avec des doses réduites, pour aller à la source ou aux sources de tous ces désordres. Mes tentatives demeurèrent *sans résultat* ; il est vrai que mes prédécesseurs n'avaient pas été plus heureux que moi.

Le symptôme le plus pénible pour ce malade était le retour *presque* quotidien d'accès de suffocation qui lui rendait le repos au lit impossible. *Le sulfate de quinine ne faisait que les exaspérer.*

Pendant les premiers mois de la saison d'hiver, j'observai ce malade avec le plus grand soin au point de vue de ces accès. En m'abstenant de tout médicament, je reconnus bientôt que leur marche était en rapport *avec les oscillations du baromètre*; les accès devenaient plus pénibles le jour où la pression éprouvait des secousses, au-dessous et dans le voisinage de la pression annuelle moyenne. Je *ne* suis *pas* en état de donner une explication satisfaisante de ce phénomène.

En présence des lésions étendues dont le poumon et le larynx étaient le siége, je me sentais peu disposé à traiter les manifestations cutanées. Je conseillai cependant, à diverses reprises, le traitement de Hebra; mais il demeura sans résultat, et j'ai lieu de croire qu'il ne fut pas régulièrement exécuté, car le malade redoutait avant tout une répercussion sur la muqueuse bronchique. Je n'affirmerai pas que ce traitement, en admettant qu'il eût été bien fait, eût triomphé de l'eczéma; je me trouvais, en effet, en présence de *plusieurs* affections constitutionnelles réunies, et dont les effets se traduisaient par des désordres de tissu tout à fait irréparables. La marche toujours envahissante du mal prouvait bien l'inutilité des médications spécifiques. En un mot, je n'avais jamais rencontré un malade aussi peu accessible aux ressources de l'art.

Malgré toutes ces complications, il traversa l'hiver sans éprouver des secousses trop fortes; il ne se produisit aucune complication. Les mauvais jours furent sans danger pour lui, par cela même que la multiplicité de ses maux le retenait au logis aux moindres rigueurs du temps. Dans des cas semblables, je crois qu'il est inutile de s'adresser aux médicaments dits *spécifiques*, et que l'hygiène, associée à un régime tonique, basé sur l'état du tube digestif, est le moyen le plus certain de prolonger les jours du malade, en allégeant ses souffrances.

J'ai dit plus haut que les exacerbations étaient en rapport avec le baromètre : la pression était le seul élément que je ne pusse corriger; j'aurais désiré essayer de l'air comprimé, mais je n'étais pas outillé pour cela.

Je rapporterai, à propos de la sixième période, l'observation d'un autre catarrhe des bronches, en rapport aussi avec une affection constitutionnelle mal définie; mais auparavant je dois examiner cette période au point de vue météorologique

Sixième période.

Le 23 janvier 1869 commence la sixième période, dont les moyennes comparées sont les suivantes :

5e période.	6e période.
6°,75	10°,05
750mm,4	748mm,1
78	75,3

Elle diffère donc de la précédente par l'élévation de la température moyenne, la diminution de la pression et de l'humidité relative.

La courbe du point de rosée est assez accidentée pendant cette période; ses plus grandes irrégularités correspondent à des journées de vent et de pluie tièdes venant de l'ouest.

Cette période comprend quatre séries. Pendant la première, la température ordinaire s'élève graduellement de jour en jour du 23 au 28 janvier. Ces cinq jours présentent assez de régularité quant à la marche réciproque des deux températures: on peut remarquer en passant que le 24, la courbe hygrométrique décrit deux oscillations, ce qui coïncide avec deux oscillations brusques de la pression.

A partir du 28 et pendant toute la *deuxième série*, la pression s'élève par des secousses quotidiennes à des chiffres élevés, lesquels se maintiennent pendant la *troisième série* et représentent alors une agitation *moindre* des couches atmosphériques.

Si le lecteur suit cet exposé sur les courbes, il reconnaîtra que le 13 février fut un jour de tempête, digne de figurer dans la deuxième série. Le soir de ce jour néfaste qui bouleversa les conditions atmosphériques, je perdis une malade *en quelques minutes* d'une hémorrhagie pulmonaire par rupture. Il y eut une secousse de la pression de 6mm,3.

La *troisième série* se montre moins variable; le milieu de la journée est toujours agréable, et l'humidité présente une certaine irrégularité quant aux heures du jour, ce qui accuse toujours une certaine instabilité de la pression.

Les 13, 14, 15 et 16, on observe de fortes oscillations du baromètre, lesquelles marquent une sorte de *faille* du temps, qui se rétablit promptement pendant la quatrième série. Nous verrons plus loin quels sont les effets de ces failles.

Ce qui caractérise cette sixième période, c'est la netteté des séries. On peut même se demander pourquoi ces quatre séries doivent être groupées dans une période naturelle, *parce que le groupement ne se présente pas avec une grande évidence.*

Mais si l'on envisage les graphiques des cinquième et septième périodes, on reconnaît qu'ils diffèrent notablement de celui de la sixième. Ce n'est pas tout.

Pendant cette dernière, tous les éléments sont instables; mais l'instabilité ne porte jamais à la fois sur les trois éléments. Ainsi les deuxième et troisième séries ont des *températures* toujours élevées; à part la *faille* du commencement de la quatrième série, ces températures se maintiennent par leurs *maxima*, et la ligne horizontale, qui passerait par le 3^n, resterait sensiblement dans le voisinage des *minima*.

Quant à l'*humidité relative*, à l'exception de la deuxième série, pendant laquelle le vent enlève toute précision aux mesures hygrométriques, la forme de la courbe du point de rosée accuse toujours une grande irrégularité quant à la distribution horaire de l'humidité.

Enfin la *pression* se maintient pendant toute la période à des chiffres élevés au-dessus de la moyenne annuelle.

Arrivons aux faits cliniques.

Je me suis occupé, à propos de la cinquième période, du catarrhe dans ses rapports avec les affections constitutionnelles et les agents atmosphériques.

Mais le domaine du catarrhe est beaucoup plus étendu. Et comme j'écris un mémoire et non pas un traité, il est naturel que je ne sorte pas du champ de mes observations person·

nelles. Seulement, pour la clarté de cet exposé, je rappellerai
que le catarrhe, compagnon presque inséparable de la plupart des maladies chroniques de l'appareil respiratoire, peut
être aussi le point de départ de tous les désordres possibles,
quelle que soit sa cause première. Il conduit à la tuberculose,
à la pneumonie catarrhale, à l'emphysème etc., et de là à la
destruction, l'ulcération, la transformation etc. du tissu pulmonaire. Dans la tuberculose confirmée, dans la pneumonie
chronique, il intervient comme complication autour des dépôts néoplasiques, des exsudats. Il peut, à un moment donné,
par un très-faible accroissement, compromettre la vie en augmentant les difficultés de l'hématose, les fonctions du cœur,
en favorisant les embolies, les pleurésies partielles etc.

Le catarrhe pulmonaire se présente sous mille formes diverses. Au milieu de la multiplicité des causes et des symptômes, et de la difficulté qu'il y a de les subordonner les uns
aux autres, subordination qui, au point de vue du traitement,
resterait d'ailleurs le plus souvent stérile, j'ose affirmer que
dans le cours d'un catarrhe chronique des voies respiratoires
le médecin doit s'appliquer avant tout à prévoir l'influence des
agents atmosphériques. Pour atteindre ce but, la détermination des *séries* naturelles du temps telles que je les ai exposées,
*et que l'on peut prévoir en construisant chaque jour les courbes
thermométriques*, me paraît être de la plus grande utilité pratique.

Je présenterai, à l'appui de ce qui précède, l'observation
suivante :

OBSERVATION. Il s'agit d'un catarrhe chronique datant de quinze années, localisé en grande partie aux bronches grosses et moyennes, ayant
été compliqué à diverses reprises de pneumonies catarrhales circonscrites
et de pleurésies partielles, de fièvre etc.

Mme S..., de Varsovie, arriva à Pau au commencement d'octobre 1868.
Dès son arrivée, je constatai les caractères suivants :

A l'inspection de la poitrine, les mouvements respiratoires ont une amplitude moindre, et l'expiration est un peu laborieuse. A la palpation et
à la percussion, je ne trouve rien qui soit anomal. A l'auscultation, les
bruits sont un peu affaiblis dans toute la poitrine et accompagnés de

râles mous à bulles petites et moyennes, et de quelques ronchus peu so-
nores. La résonnance vocale est peu altérée; on entend cependant çà et
là une légère bronchophonie.

L'expectoration, profuse surtout le matin, se compose de crachats glo-
buleux, surnageant dans l'eau avec quelques filaments ténus et blan-
châtres, qui gagnent le fond du verre. Ces crachats paraissent être peu
albumineux; ils sont verdâtres, d'une odeur pénétrante, butyrique (surtout s'il y a recrudescence du catarrhe).

Le cœur droit est légèrement dilaté; mais le déplacement de la pointe
est insignifiant.

L'appétit, un peu capricieux, se soutient cependant assez bien.

La malade éprouve parfois une sensation de faiblesse générale, d'acca-
blement, de froid intérieur suivi de chaleur; mais le thermomètre, souvent appliqué au creux de l'aisselle, indique toujours une température
normale.

L'amaigrissement n'est pas en rapport avec la masse des crachats.

Le pouls se maintient dans le voisinage de 80. La respiration varie de
20 à 28.

Cette malade était arrivée jusqu'à la sixième période de la saison, se
soutenant assez bien, malgré quelques légères exacerbations.

Mais au commencement de la sixième période, et surtout pendant la
quatrième série de cette période, le catarrhe se propagea en divers
points de l'arbre respiratoire, aux petites bronches; quelques douleurs
pleurétiques aiguës jetèrent la malade dans un grand état de faiblesse, qui
m'inspira des craintes sérieuses

Elle franchit cependant les jours difficiles de cette période avec assez
de bonheur.

Pour compléter son histoire, j'ajouterai qu'elle passa dans sa chambre
toute la septième période, dont je parlerai bientôt. Mais dès la huitième
période, c'est-à-dire au commencement d'avril, elle put sortir tous les
jours, soit en voiture, soit à pied; et elle a pu, vers la fin de mai, retourner dans sa famille.

Cette malade avait eu autrefois, au début de son affection
pulmonaire, une dartre à la jambe droite, près de la mal-
léole, et on y voyait encore les cicatrices de quelques pustules. La maladie cutanée n'avait pas reparu, mais la bronchite avait continué sa marche envahissante.

J'ai essayé à diverses reprises de *répercuter*, si répercussion
il y a, la maladie pulmonaire sur la peau, en employant divers
vésicants ou irritants; *mais je n'ai jamais réussi à produire une
affection durable.*

Lorsque mes tentatives de traitement étaient favorisées par

les conditions extérieures, tout allait bien; dans le cas contraire, je cherchais à gagner du temps.

Je puis dire ici que c'est l'observation suivie de cette malade, mieux que toute autre, qui a fait naître en moi cette conviction, à savoir: que les cas de catarrhe en apparence les plus mauvais au début de la saison, quand même le tissu pulmonaire serait le siége de lésions étendues, peuvent être conduits jusqu'à l'été, si, pendant l'hiver, on se conforme à une hygiène rationnellement basée sur la météorologie.

Pour les tuberculeux et les pneumoniques, le résultat est moins certain. En dehors de l'influence des agents atmosphériques, il y a des causes *soudaines* et *inconnues*, qui produisent de nouveaux dépôts ou exsudats, et peuvent ainsi détruire en quelques instants les plus légitimes espérances. Mais la *météorologie appliquée* n'en reste pas moins pour cela la sauvegarde des causes les plus prochaines.

Lorsque le malade ne peut sortir à l'air libre, il faut savoir plusieurs fois par jour renouveler *en masse* l'air de sa chambre, puis chauffer cet air au degré convenable et lui donner l'humidité que réclame l'état de la muqueuse bronchique[1]. Il faut en même temps surveiller l'échange nutritif, favoriser l'appétit par les amers, le bicarbonate de soude etc. Il faut surtout tenir l'esprit du malade dans un état de douce distraction et de confiance, en attendant le retour de la belle saison. On peut toujours trouver une parole de consolation pour soutenir son moral: quelques mots partis du cœur ou, empreints d'une respectueuse sympathie procurent souvent plus de soulagement qu'une substance pharmaceutique.

Septième période (du 22 février au 5 avril). — *Huitième période* (du 5 au 7 avril). Voy. pl. IV.

La *septième période* commence le 22 février et finit le 5 avril; c'est la plus longue et la plus importante de la saison der-

[1] Un hygromètre à cheveu donnera toujours pour ce but des indications satisfaisantes et comparables.

nière, au double point de vue météorologique et clinique. Les moyennes comparées avec celles de la sixième période sont les suivantes :

6e période.	7e période.
10°,05	6°,9
748mm,1	739mm,8
75,3	82

Elle renferme trois séries, que je vais examiner.

Première série. Les 22, 23 et 24, la pression s'élève par trois bonds successifs (743 millimètres — 749mm,5 — 755mm,5) à un chiffre élevé, se maintient jusqu'au 2 mars, où elle tombe de 5 millimètres à 4 heures du soir. Mais elle se relève immédiatement pendant la nuit du 2 au 3, et se maintient jusqu'au 8 vers midi. Cet intervalle du 22 février au 9 mars renferme les pressions les plus élevées de la période, dont il constitue la première série, avec une moyenne barométrique égale à 749mm,2, tandis que la moyenne générale de la période n'est que de 739mm,2.

Cette énorme différence dans les pressions suffit ici pour déterminer la série. En effet, les courbes thermométriques présentent entre elles les rapports les plus capricieux, surtout à partir du 28; la pluie tombe accompagnée d'un vent d'ouest violent, mais tiède, qui enlève aux observations psychrométriques toute précision.

Deuxième série. A partir du 9 (voy. pl. V) et jusqu'au 20, les couches atmosphériques sont dans un état d'agitation continuelle, sous de très-faibles pressions, puisque la moyenne de cette série n'est que de 734mm,6. Des secousses ont lieu les 10, 11, 13, 14, 19, 20; nous en apprécierons plus loin les effets.

En revanche, pendant cette même série, la température fut sujette à des variations moindres; ainsi l'horizontale de 9° reste dans le voisinage du maxima, et celle de 2° passe à peu de distance du minima, tandis que pour la série précédente il est impossible de grouper ces températures limitées autour de deux horizontales.

Troisième série. La troisième série commence le 20, par le retour de l'atmosphère à un état plus calme, bien que les pressions restent basses. La température baisse aussi beaucoup, tandis que l'humidité relative augmente. Ainsi le temps devient froid, humide; c'est l'époque la plus mauvaise de la saison.

Cet état persista jusqu'au 5 avril. Toutefois la chaleur était un peu revenue dès le 1ᵉʳ avril; mais la nouvelle période, la huitième et la dernière de la saison, ne s'établissait que le 5.

Ce groupement des séries de la septième période semblerait être le résultat d'un travail *a posteriori*, si je ne faisais remarquer que, grâce au graphique de la pl. V[1], j'ai pu prévoir les principales circonstances de cette période, qui fut la plus critique de la saison dernière.

En effet, si l'on considère ce graphique, on reconnaît que le 22 février la ligne des pressions traverse la ligne hygrométrique et se maintient au-dessus d'elle jusqu'au 28; puis elle lui devient inférieure pour la traverser de nouveau le 2. Ce n'est que le 8 qu'elle plonge au-dessous d'elle, à une grande profondeur; puis elle la rejoint le 19 et s'en écarte aussitôt, en restant au-dessous d'elle jusqu'à la nouvelle période.

Or, tant que les pressions se maintenaient élevées au milieu des rapports les plus bizarres des courbes thermométriques entre elles, n'avais-je pas lieu d'affirmer la continuation de la première série et sa prolongation jusqu'au 9, malgré l'abaissement de la pression, qui eut lieu le 2 mars et qui ne fut que momentané? Mais à partir du 5, suivant sur le graphique la chute progressive de la pression, je pus déjà prévoir un changement de série, qui s'affirma d'une manière très-nette le 9.

De la même manière, en suivant attentivement la marche réciproque des deux lignes du 9 au 20, n'était-il pas possible dès le 17 de prévoir la nouvelle série? Ces mêmes considéra-

---

[1] Ce dessin a été fait *à une forte échelle* pour mettre mieux en relief les variations de la pression et de l'humidité relative pendant la période de la saison la plus fertile en changements météorologiques.

tions s'appliquent au changement de période qui eut lieu le
5 avril.

La *huitième période* commence le 5 avril et finit le 27. Après
cette époque, on entre dans une période nouvelle, caractérisée par de fréquents orages et dont je n'ai pas à m'occuper
ici. Les moyennes sont les suivantes :

7e période.	8e période.
6°,90	13°,50
739mm,8	747mm,1
82	70

Il suffit de comparer les graphiques des deux périodes pour
reconnaître combien elles ont dû différer entre elles par les
phénomènes physiques et, par suite, par les phénomènes morbides.

Augmentation de la température et diminution simultanée
de l'humidité relative sont deux circonstances favorables dans
toutes les affections pulmonaires. Il faut ajouter que le calme
des couches atmosphériques favorisait en même temps la régularité de la circulation sanguine.

Ces résultats généraux ne doivent pas m'empêcher de signaler les quelques accidents qui se produisirent pendant les
journées des 15, 16, 17 et 18 avril, lesquelles correspondent
à une nouvelle *faille* du temps, qu'il me fut possible de prévoir dès le soir du 13. A ce moment, il se produisit en effet
une secousse du baromètre de 4 millimètres, pendant que le
chiffre de l'humidité relative s'élevait en quelques instants de
68 à 83. Des accidents peu graves se manifestèrent sur les malades que les beaux jours du commencement de la période
avaient distraits de leur prudence habituelle.

Dès le 19, le temps redevint aussi beau qu'il l'était pendant
la première série, et le résultat de cette partie de la saison
fut des plus satisfaisants.

J'arrive maintenant aux faits médicaux.

Les variations fréquentes et irrégulières des conditions atmosphériques pendant la septième période de la saison et vers

le milieu de la huitième déterminèrent quelques accidents du côté de la plèvre, accompagnés de fièvre, de douleur pongitive etc. Aussi ai-je réservé pour ces deux périodes les considérations suivantes, qui sont relatives à la pleurésie dans ses rapports avec les affections pulmonaires étudiées précédemment.

Si ces accidents pouvaient être attribués, quant au fond, à des causes pathologiques internes, il est hors de doute que ces dernières seraient restées stériles sans l'intervention des causes météorologiques, ainsi que je le montrerai quelques lignes plus bas.

La pleurésie partielle se rencontre avec l'exsudat pneumonique aigu ou chronique, quelquefois avec le catarrhe chronique compliqué de pneumonie lobulaire ou catarrhale, plus rarement avec la tuberculose.

OBSERVATION. Je soignais à cette époque un jeune homme, M. S... (de Düsseldorf), arrivé à Pau dans la deuxième moitié de la saison, porteur d'exsudats pneumoniques avec soupçon de transformation caséeuse.

Les symptômes dominants étaient une expectoration abondante muco-purulente, des exacerbations fébriles dans l'après-midi, avec accélération du pouls, chaleur des joues etc. Ce malade me fit appeler le 3 mars. Son état s'était aggravé depuis le 28 février.

Je constatai une simple extension du catarrhe. Mais ce catarrhe était accompagné de douleurs *pleurétiques*, avec fièvre ardente, puisque le 5 la température sous l'aisselle atteignait 39°,6, avec un pouls à 104 pulsations.

Après un traitement approprié, dès le 8, les températures du matin et de la soirée étaient redevenues normales, et le pouls n'était plus qu'à 76.

Ainsi, par l'effet des variations nombreuses de la température et de l'humidité relative, la pression ayant éprouvé *deux secousses rapides* les 28 février, 1er, 2 et 3 mars, il s'était développé, autour d'anciens exsudats, un catarrhe secondaire *compliqué de pleurésie partielle*.

Le malade passa dans sa chambre, au milieu des plus grandes précautions, les deuxième et troisième séries de la septième période. A la date du 30 mars, je pus noter ce qui suit : température du corps normale depuis le 18, matin et soir ; diminution des crachats, disparition des râles, des bruits de frottement ; respiration facile ; il ne restait qu'un peu

de bronchophonie en arrière et à droite, avec inspiration rugueuse et affaiblie, et un peu d'expiration prolongée. L'appétit et le sommeil ne lais-
saient rien à désirer.

Cet état satisfaisant dura jusqu'au 16 avril.

(On a vu plus haut, à propos de la huitième période, que
les 15, 16, 17 et 18 avril constituent une sorte de *faille* du
temps, laquelle se produisit assez brusquement dans la nuit
du 14 au 15.)

M. S..., enhardi par l'état de ses forces, ne se tint pas sur ses gardes.
Il prit un refroidissement, qui eut pour conséquence un épanchement
pleurétique au côté malade.

Le 16 au soir, la température sous l'aisselle monta à 40°,2, et le pouls
à 116 pulsations.

Le 17, température 39°, pouls 92.

Quelle que fut la gravité de cet épanchement dans un tel cas d'exsudat
chronique, la résolution se fit promptement. La fièvre tomba après l'administration d'une infusion de digitale; les douleurs furent calmées par
l'application de quelques cataplasmes chauds et l'administration d'une
potion morphinée suivant la formule de Wintrich.

Nous voyons donc survenir ici une *nouvelle pleurésie* dans
des conditions atmosphériques *analogues* à celles du commencement de mars: *abaissement de la température, augmentation
de l'humidité relative, secousses de la pression.* Du côté du poumon, l'exsudat ne fit pas de progrès, et le malade put ainsi
au bout de quelques jours reprendre sa vie ordinaire.

Le cas suivant ne se passa pas avec la même simplicité:

OBSERVATION. M. Sch... (de St...) avait passé l'hiver à Pau dans les
conditions en apparence les plus satisfaisantes, lorsque dans la nuit du
14 au 15 mars il fut pris d'un violent crachement de sang, qui se renou-
vela *pendant dix jours consécutifs*, malgré tous les moyens qui furent
employés pour le combattre. Dès qu'il fut possible d'examiner le malade,
je constatai l'existence d'un vaste exsudat pneumonique, situé en arrière
et occupant les deux tiers inférieurs du poumon droit.

Ce malade, qui souffrait depuis longtemps de palpitations du cœur, qui
avait autrefois craché du sang, était d'un tempérament très-impression-
nable; son pouls s'agitait à la moindre émotion, à la moindre fatigue. Il
aimait les relations du monde, la causerie, le théâtre etc. Aussi se ména-
geait-il peu.

Déjà le 10 mars, c'est-à-dire quatre jours avant l'accident, il était venu
me trouver dans mon cabinet, se plaignant d'une légère oppression. Je
ne trouvai à l'auscultation aucun signe physique qui justifiât ce symp-

tôme. Je lui recommandai le repos, le séjour à la chambre, une vie pai-
sible etc. Malgré tout, l'hémorrhagie eut lieu avec une violence et une
ténacité extrêmes, et elle ne s'arrêta que par la perte de sang elle-
même.

La formation de l'exsudat, sans réaction fébrile au début, s'accom-
pagna bientôt de fièvre, d'excitation à la toux, de quelques crachats co-
lorés etc. Le 29 et le 31 mars, la température atteignit 39°; le pouls
resta modéré, au-dessous de 90. L'infusion de digitale, une solution légère de quinine, de nitrate de soude, suivant l'état du tube digestif, une
diète antifébrile, ramenèrent dans la première série de la huitième période la chaleur et le pouls à l'état normal.

Mais la résolution de l'exsudat ne se fit pas; la marche, la station debout devinrent pénibles à cause de la dyspnée. La fièvre reparut et devint plus tenace, plus irrégulière dans ses exacerbations, assombrissant
ainsi le pronostic par l'approche d'une tuberculisation imminente. Mes
tristes pressentiments se sont réalisés depuis.

Si l'on compare les dates de ces accidents avec le tracé graphique de la septième période (pl. IV et V), on reconnaît que
cette pleuro-pneumonie se déclara sous *l'influence d'un abaissement brusque de la pression et de la température*, en même temps
que l'humidité relative se maintenait pendant toute la durée de
la deuxième série au-dessus de 85. Ces circonstances sont celles
de l'observation précédente, avec cette différence que dans
l'exsudat existant déjà, la pleurésie s'est seule montrée, tandis que dans le cas présent la pneumonie a dominé la scène
morbide.

Sans vouloir juger ici de la valeur séméiologique de l'hémoptysie au point de vue de la tuberculose (attendu que cette
question est encore pendante entre les médecins les plus au-
torisés), je me bornerai à en faire ressortir l'opiniâtreté et la
durée, malgré les moyens énergiques qui furent mis on usage.

*Or l'observation de plusieurs cas analogues, moins graves il est
vrai,* jointe à l'observation du baromètre, m'a montré qu'il
existe un rapport certain, inévitable, *entre la persistance d'une
hémorrhagie pulmonaire et l'agitation des couches atmosphériques.* Que le lecteur veuille bien jeter les yeux sur la pl. V,
et il reconnaîtra que les secousses de la pression furent très-
fortes pendant la deuxième série de la septième période. Aussi

je n'hésite pas à attribuer à cette circonstance la difficulté
qu'il y eut à arrêter dans ce cas les crachements de sang.

Cette remarque me semble être d'une grande utilité pratique.

En effet si, d'un côté, il est impossible de soustraire un malade à l'influence des variations de la pression, on peut, les
jours où ces variations se produisent, se prémunir contre un
refroidissement, une fatigue corporelle etc. On peut, en sur-
veillant l'activité du cœur, diminuer la tension artérielle,
adoucir le régime etc. Et si l'accident ne peut être conjuré,
il sera certainement moins grave, et l'on pourra mesurer l'administration des médicaments suivant les conditions dynamiques du milieu ambiant.

OBSERVATION. Presque à la même époque, quelques jours plus tard,
vers le commencement de la troisième série de la septième période, j'eus
l'honneur, en compagnie de mon confrère et ami M. le docteur de Voogt
de donner mes soins à un de nos confrères qui venait d'être atteint d'une
pleurésie, laquelle s'était annoncée déjà depuis quelques jours (environ
vers le commencement de la deuxième série) par des bruits de frottement, qu'il avait eu l'occasion de me faire percevoir au-dessous de l'aisselle et en arrière du poumon droit. Ce dernier était le siége d'un exsudat chronique très-ancien.

Dans ce cas, la fièvre fut très-modérée, entretenue peut-être par un
mauvais état de la digestion.

La résolution se fit lentement pendant les mois d'avril et de mai.

On a vu (p. 41), à propos de la sixième période, que les
13, 14, 15 et 16 février correspondent à une *faille* du temps.
J'observai aussi à cette même époque une légère pleuro-pneumonie sur un jeune homme, pneumonique, dont j'ai parlé à
propos de la quatrième période.

A la suite de ces observations, je mentionnerai que pendant toute la durée de cette septième période je constatai sur
plusieurs de mes malades des douleurs pleurétiques, dissémi-
nées, à récidive. Ceux qui gardèrent la chambre, ou du moins
surent, d'après mes indications, éviter les jours les plus dangereux, traversèrent cette période sans encombre. période

qui se révéla par son caractère inflammatoire, affectant principalement la plèvre.

Il ne faudrait pas croire que cette instabilité des agents atmosphériques a lieu tous les ans à la même époque. En examinant le graphique de la pl. V, correspondant à la saison de 1867-1868, j'ai trouvé que les fortes secousses de la pression eurent lieu en janvier. C'est aussi pendant ce mois que je constatai des accidents pleurétiques sur plusieurs malades de la poitrine. Ces *coïncidences* m'ont paru dignes de fixer l'attention de tous les observateurs.

Après avoir eu l'occasion de parler des accidents inflammatoires de la septième période de la saison dernière, j'ai cru devoir ajouter quelques lignes concernant le symptôme *fièvre* dans les maladies des voies respiratoires.

En dehors du collapsus, deux éléments sont indispensables pour apprécier un état fébrile : la *température* du corps prise au-dessous de l'aisselle et le *nombre* des pulsations du pouls. Ce n'est que depuis 1850-1851, après les travaux du professeur Traube sur les effets de la digitale dans les affections fébriles, que les variations de la température ont conquis peu à peu dans la clinique la place importante qu'elles doivent occuper. Encore faut-il dire qu'en France les notions thermométriques ont rencontré et rencontrent encore une opposition systématique, que la routine seule peut excuser. Il y a quelques semaines à peine que M. le professeur Sée a fait à Paris (!) des leçons très-succinctes sur l'emploi du thermomètre dans le diagnostic des maladies, et cependant le *Traité de la thermométrie* du professeur Wunderlich, qu'il n'a même pas mentionné dans ces mêmes leçons (!), a paru au commencement de 1868.

Il arrive parfois que la fièvre, comme élément de diagnostic, au lieu de faire concorder entre elles les opinions de plusieurs

médecins appelés auprès d'un même malade, conduit précisément à un résultat contraire. Et cependant si, dans un cas
d'affection *fébrile grave*, le médecin traitant avait le soin de
prendre des mesures thermométriques exactes (ce qui n'est
un surcroît ni de peine ni de temps); et si ensuite il construi-
sait le schéma de la température, en le comparant avec l'ensemble des autres symptômes morbides, *il n'y aurait pas de
divergence d'opinion possible* entre les médecins consultants et
lui, quant au diagnostic et aussi quant à la base du traitement. La discussion aurait lieu sur des données exactes, et
elle revêtirait par conséquent le caractère précis, scientifique,
que le vulgaire refuse parfois à nos appréciations.

Je n'ai pas l'intention d'exposer ici les *différents schéma* que
la température peut présenter dans les diverses affections pulmonaires fébriles, aiguës, subaiguës ou chroniques. Mais je
ferai remarquer que, *dans un cas déterminé*, 1° le diagnostic
ainsi que l'indication thérapeutique dépendent de la *forme du
schéma thermométrique;* 2° que ce même schéma donne la mesure la plus sensible des variations de l'état général, ainsi que
l'appréciation exacte de l'action curative; 3° qu'il avertit des
complications et qu'il fournit des renseignements précis sur
les phases des divers processus qui s'accomplissent au sein des
tissus etc.

Cela posé, à titre d'indications générales sur lesquelles je
ne puis insister, je terminerai cet exposé en faisant connaître
par quelques observations comment, *à l'aide du thermomètre*,
j'ai pu apprécier l'influence *antifébrile* du climat de Pau sur
les maladies des voies respiratoires.

OBSERVATION. Mme de N... (de N. N.) arriva à Pau le 28 février 1869,
avec une maladie très-sérieuse de la poitrine : exsudat néoplasique et
excavation à droite; *fièvre continue*, avec température élevée de 39° à
40°. J'insistai, dès le début, auprès d'elle sur la nécessité qu'il y avait
de faire des mesures thermométriques exactes. Ces mesures furent prises
avec une grande ponctualité.

Peu à peu, la température baissa, le pouls diminua de fréquence, les
heures des maxima devinrent plus régulières. Voici quelques chiffres ti-

rés de mes notes à partir du 12 avril, c'est-à-dire un mois après l'arrivée de la malade à Pau et malgré les conditions atmosphériques défavorables de la septième période :

Avril 1869.

13	37°,2 – 37°,6
14	37°,2 – 38°
15	38° – 38°,8
16	37°,2 – 38°,4
17	37°,4 – 38°,4
18	37°,6 – 38°,2
19	37°,6 – 38°,4
20	37°,4 – 37°,8
21	37°,0 – 38°,4
22	36°,8 – 38°
23	37°,2 – 38°,2

A partir de cette époque, sauf quelques rares perturbations, et jusqu'à la fin de mai, les chiffres se rapprochèrent peu à peu, soit le matin, soit le soir, de 37°. Cette malade prenait (et prend encore aujourd'hui) la moyenne thermométrique des mesures de chaque jour. La décroissance progressive de ces moyennes est un fait très-remarquable.

Pendant l'été, Mme de N... a fait une cure à Soden ; la fièvre est revenue avec des températures élevées. Elle est revenue à Pau, et j'observe de nouveau depuis son retour la marche décroissante de la température.

Cette observation me paraît digne d'attention, en ce sens que la fragilité de l'estomac rendait et rend encore aujourd'hui pour cette malade l'administration des médicaments antifébriles fort difficile. Placé entre le danger de compromettre la digestion et la crainte de voir la consomption apparaître, ce n'est qu'en présence des chiffres thermométriques élevés (vers 39° et au delà) que je me décidais à recourir, soit au nitrate de soude, soit au sulfate de quinine etc., et cela sans suite, une fois ou deux tout au plus.

Les nombreuses mesures thermométriques que j'ai prises (je les prends chez tous les fébricitants sans exception) m'autorisent à affirmer que dans les maladies *chroniques* des voies respiratoires on peut, *à Pau*, se borner à la prescription du régime et des précautions nécessaires, *si la chaleur quotidienne maximum* reste au-dessous de *38°,6* et si le maximum a lieu environ à la même heure. On peut être sûr que la température baissera peu à peu, *sans médicaments*, pourvu, bien entendu, je le répète, que l'hygiène du malade soit bien comprise, surtout au point de vue de l'appareil digestif. Quant au pouls, il est indépendant de la température dans ces mêmes affections chroniques de la poitrine. Il peut avoir une fréquence très-grande (110 pulsations et au delà), la température du corps étant normale ou au-dessous de la normale. Cela dépend de la *faiblesse du malade et de son épuisement*. Il faut surtout accorder une grande attention à la température, lorsque la chaleur oscille autour de la normale, tantôt un peu au-dessus, tantôt au-dessous, et lorsque le pouls montre une grande fréquence.

Le pouls se ralentit dès que l'état de la nutrition s'améliore.

OBSERVATION. J'ai soigné pendant l'hiver dernier Mme la baronne de K..., dont le poumon droit inspirait de sérieuses inquiétudes. Le pouls était d'ordinaire très-élevé (au delà de 110 pulsations), la température à la limite de la normale. Après des couches très-heureuses, cette malade vit cependant la fréquence du pouls continuer. Elle a passé l'été dans une vallée de nos montanes (cure d'air et de lait); elle est revenue à Pau dans un état très-satisfaisant. La moyenne quotidienne du pouls ne dépasse pas aujourd'hui 80 pulsations. L'air de vigueur et de santé qu'elle respire rend incroyables les craintes que sa poitrine avait inspirées.

En général, lorsque la fièvre reste continue ou résiste aux moyens rationnels employés contre elle, ainsi qu'à l'action du climat, on peut soupçonner une complication ou bien la marche toujours envahissante de la tuberculose.

OBSERVATION. Mme la comtesse de St... a passé l'hiver dernier à Pau, avec une infiltration étendue du poumon gauche, un état fébrile prononcé, qui a duré jusqu'à la fin d'avril, époque à laquelle j'eus l'honneur de soigner la malade en compagnie de M. le docteur de Voogt. Malgré un régime antifébrile prescrit par un habile médecin et suivi avec la plus grande ponctualité, la fièvre persistait avec des exacerbations fatigantes pour la malade. L'efficacité des médicaments antifébriles n'était pas durable (sulfate de quinine, nitrate de soude, infusion de digitale etc.). La malade étant sujette à des troubles intestinaux fréquents, je portai mon attention de ce côté, persuadé qu'avec un peu plus de régularité dans l'absorption la circulation générale se ferait dans de meilleures conditions.

Je prescrivis l'eau de Vichy (source des Célestins). Elle produisit des évacuations abondantes, qui n'affaiblirent pas la malade. L'usage de l'eau fut continué, l'appétit devint régulier, les forces augmentèrent sous l'influence d'une alimentation plus soutenue. La *fièvre* disparut. La malade, qui sortait à peine de son lit, put se lever, se promener dans son jardin, sortir à pied, en voiture etc. Elle prolongea son séjour à Pau jusqu'à la fin de mai, alors que son voyage de retour paraissait, vers la fin d'avril, hérissé de difficultés.

Cette observation m'a laissé cette conviction que sous l'influence du climat, la fièvre aurait disparu ou ne se serait montrée que fort rarement, à partir du commencement de la saison, si les troubles digestifs avaient été écartés.

Je me permettrai, à ce sujet, une digression relative à l'emploi de l'eau de Vichy dans les maladies pulmonaires compliquées de ce que les auteurs appellent l'*état gastrique*.

Cet état est pour les malades une cause de découragement funeste. Ils se plaignent de n'avoir pas d'appétit, d'être tourmentés par la soif; avec la répugnance pour les aliments et une sensation de plénitude à l'estomac, leur humeur s'attriste, l'inquiétude les saisit; ils demandent avec instance qu'on leur rende l'appétit. Ils ne veulent plus de lait ni de bouillon etc. De tous les moyens que j'ai employés en pareil cas, aucun ne m'a réussi comme l'eau de Vichy. Elle réussit encore dans les cas de tuberculose compliquée d'*atonie de la digestion*, sans signes gastriques, et même lorsque la langue, d'une couleur sanguinolente, se recouvre de végétations. Il suffit seulement d'en régler les doses.

Lorsque la tuberculose poursuit sa marche, soit dans le poumon, soit dans l'abdomen, la fièvre ne cède jamais: elle est continue et ses exacerbations peuvent atteindre des températures très-élevées (au delà de 40°) et cela pendant plusieurs mois consécutifs (obs. VIII).

CONCLUSIONS.

Arrivé au terme de mon exposé, je dois résumer en quelques lignes les conséquences pratiques qui en découlent.

1° Il existe des *périodes naturelles du temps* pendant lesquelles le milieu ambiant se trouve dans un état mécanique particulier, subissant des phases particulières, *ou séries*, avant de passer à de nouvelles conditions dynamiques.

2° Ces périodes peuvent se révéler à l'observateur attentif avant qu'elles s'établissent; quant aux séries, leur prévision est toujours facile d'après les variations de la pression barométrique.

3° Les périodes naturelles portent avec elles leur *génie atmosphérique*, qui se traduit par des phénomènes morbides semblables.

4° Leur influence peut être conjurée par des règles hygiéniques appropriées à l'état du malade; ces règles ont leur plus grande importance aux époques des changements de période.

5° Ces périodes, ainsi que leurs séries, varient chaque hiver, et il ne peut être établi aucune règle précise à cet égard. Par conséquent, dans un climat donné, il est utile, pendant chaque saison, de se rendre compte, soit par les graphiques que j'ai proposés, soit par tout autre procédé plus exact, des variations des éléments du temps pour arriver à la connaissance de ces périodes et de leurs séries.

6° Une période pluvieuse, avec pressions élevées, sans secousses notables de la pression, avec température soutenue (moyenne supérieure à 8°) et à oscillations régulières, exerce une action plus favorable sur les tuberculeux, en s'opposant au développement du catarrhe, qu'une période sèche, à températures variables dans la journée et fort belle en apparence.

7° Chaque changement de série a plus d'influence sur un tuberculeux que sur un pneumonique, tandis que le changement de période peut être plus nuisible à ce dernier qu'au premier.

8° La persistance de mauvaises conditions de chaleur et d'humidité, coïncidant avec des pressions basses et variables, donne lieu à des pleuro-pneumonies et surtout à des accidents pleurétiques, dont la gravité dépend non-seulement de l'état antérieur du malade, mais encore de la persistance des mauvaises conditions atmosphériques.

9° L'agitation des couches atmosphériques favorise la durée d'une hémoptysie et paralyse l'action des hémostatiques.

10° Il est impossible, dans l'état de nos connaissances météorologiques et climatologiques, de prédire quelle sera l'action curative d'un hiver dans une *station d'hiver* quelconque sur les malades, attendu que les périodes et les séries sont inconnues et qu'elles varient en chaque lieu.

Le jour où l'étude des climats sera dirigée par une méthode scientifique, leurs effets seront plus exactement établis; *et l'on ne verra plus de pauvres malades, ballottés comme des épaves de climat en climat, de station en station, au gré de mille intérêts ou de mille caprices,* échouer tristement après des déceptions de toutes sortes.

Ces conclusions, je ne les considère pas comme inattaquables et définitives. Mais je les présente néanmoins avec confiance aux réflexions de mes confrères, comme étant logiquement déduites de faits, trop peu nombreux peut-être, mais consciencieusement observés.

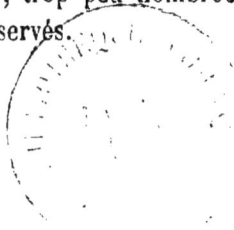

TYPOGRAPHIE DE G. SILBERMANN.

SAISON D'HIVER (68-69) à PAU
1re PÉRIODE NATURELLE DU TEMPS (du 1er Octobre au 18.)

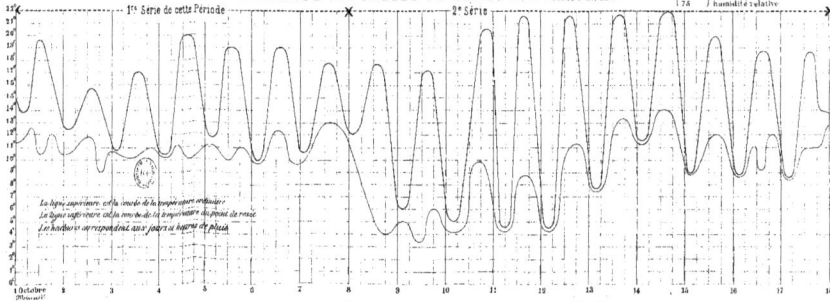

La ligne supérieure, est la courbe de la température ordinaire :
La ligne inférieure, est la courbe de la température du point de rosée.
Les hachures correspondent aux jours et heures de pluie.

2ma PÉRIODE (du 18 Octobre au 7 Novembre)

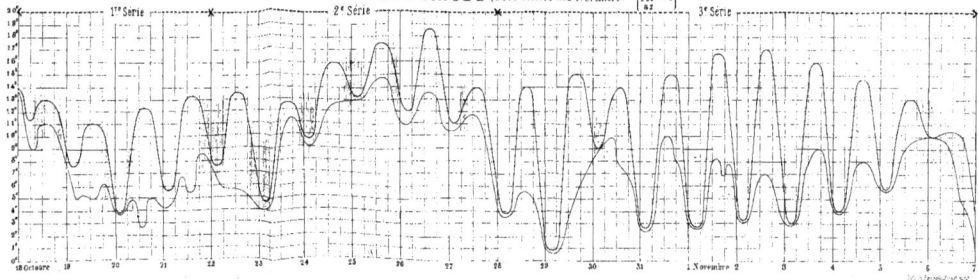

3ᵐᵉ PÉRIODE (de 7 11 au 2 12)

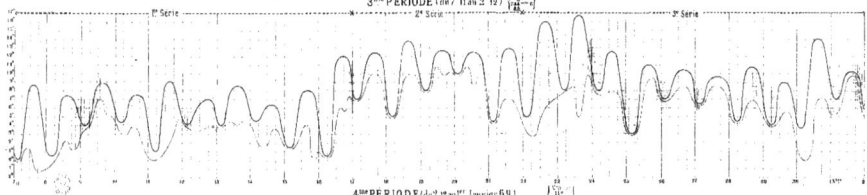

4ᵐᵉ PÉRIODE (du 2 12 au 1ᵉʳ Janvier 69)

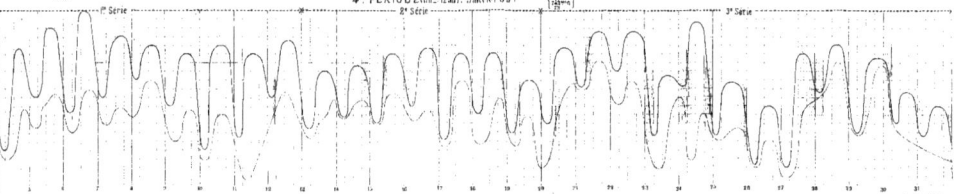

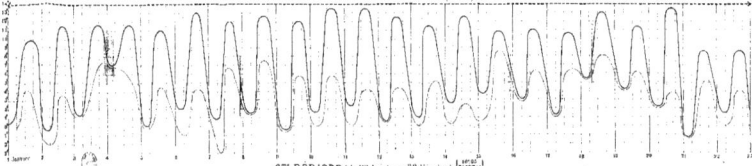

5ᵉ PÉRIODE (du 1ᵉʳ au 23 Janvier 1869)

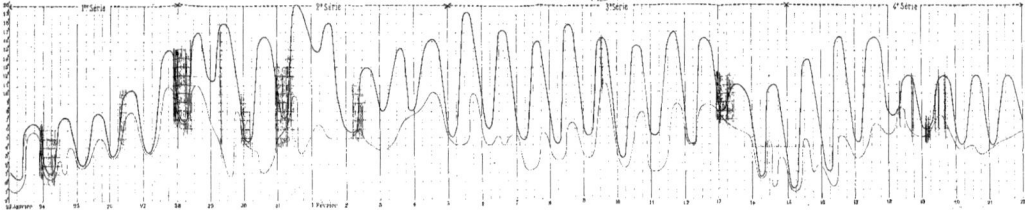

6ᵐᵉ PÉRIODE (du 23 Janvier au 22 Février)

7ᵐᵉ PÉRIODE (du 22 Février au 5 Avril)

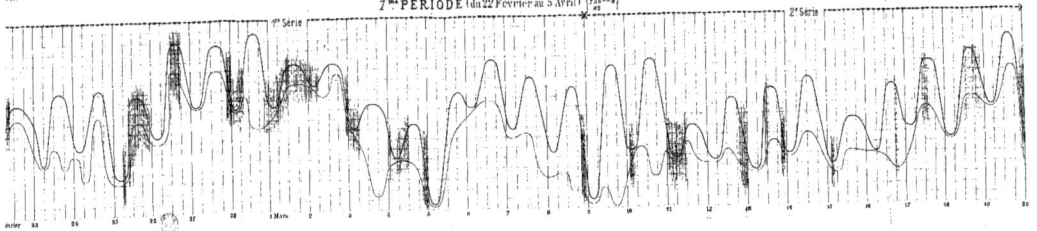

4ᵉ Série

2ᵉ Série

3ᵉ Série de la 7ᵐᵉ Période

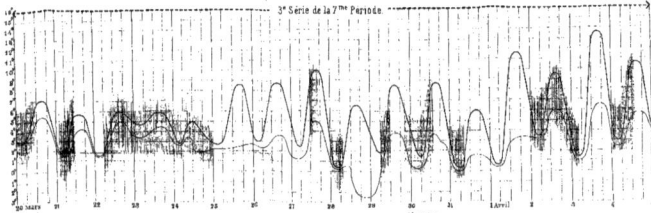

8ᵐᵉ PÉRIODE (du 5 au 27 Avril)

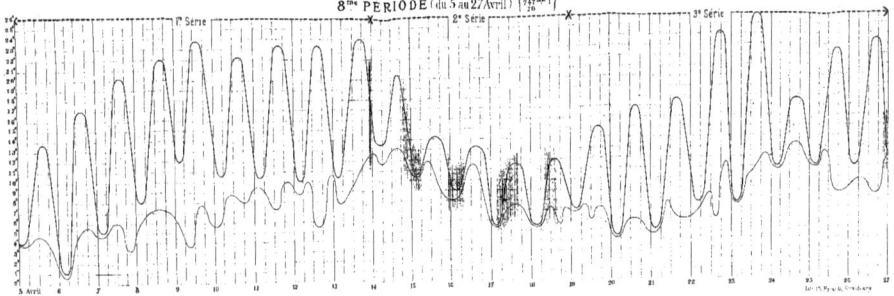

1ʳᵉ Série

2ᵉ Série

3ᵉ Série

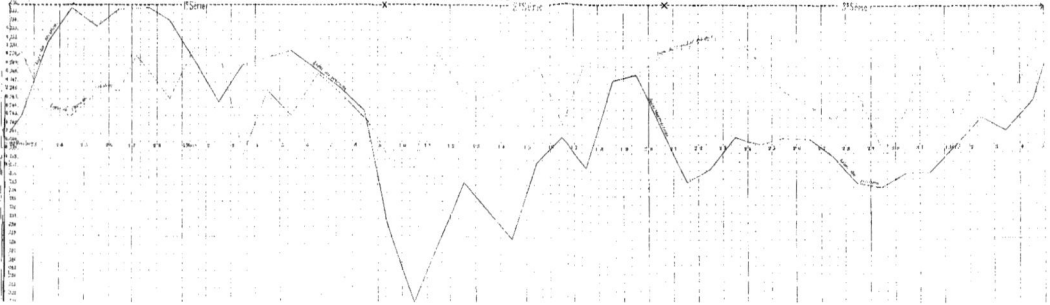

7me PÉRIODE (du 22 Février au 5 Avril 1869.)

www.ingramcontent.com/pod-product-compliance
Lightning Source LLC
Chambersburg PA
CBHW030930220326
41521CB00039B/1862